U0308859

教育部人文社会科学研究青年基金项目"健康中国背景下控烟宣教的媒介动员及助推策略研究"（21YJC860015）；湖北省社科基金一般项目（后期资助项目）"新时代公共卫生体系建设背景下控烟运动的媒介表征、舆论表达及引导路径研究"（2021284）。

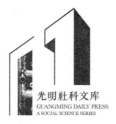

光明社科文库
GUANGMING DAILY PRESS:
A SOCIAL SCIENCE SERIES

·法律与社会书系·

健康中国背景下控烟运动的
媒介表征与舆论表达

马　旭丨著

光明日报出版社

图书在版编目（CIP）数据

健康中国背景下控烟运动的媒介表征与舆论表达 /
马旭著 . -- 北京：光明日报出版社，2023.9
ISBN 978 - 7 - 5194 - 7501 - 7

Ⅰ. ①健… Ⅱ. ①马… Ⅲ. ①戒烟—健康教育—舆论
—研究—中国 Ⅳ. ①R163.2②G219.2

中国国家版本馆 CIP 数据核字（2023）第 187668 号

健康中国背景下控烟运动的媒介表征与舆论表达
JIANKANG ZHONGGUO BEIJING XIA KONGYAN YUNDONG DE MEIJIE
BIAOZHENG YU YULUN BIAODA

著　　者：马　旭

责任编辑：郭思齐　　　　　　责任校对：史　宁　乔宇佳
封面设计：中联华文　　　　　　责任印制：曹　净

出版发行：光明日报出版社
地　　址：北京市西城区永安路 106 号，100050
电　　话：010 - 63169890（咨询），010 - 63131930（邮购）
传　　真：010 - 63131930
网　　址：http：//book. gmw. cn
E - mail：gmrbcbs@ gmw. cn
法律顾问：北京市兰台律师事务所龚柳方律师

印　　刷：三河市华东印刷有限公司
装　　订：三河市华东印刷有限公司

本书如有破损、缺页、装订错误，请与本社联系调换，电话：010-63131930

开　　本：170mm×240mm
字　　数：269 千字　　　　　　印　　张：15
版　　次：2024 年 1 月第 1 版　　印　　次：2024 年 1 月第 1 次印刷
书　　号：ISBN 978 - 7 - 5194 - 7501 - 7
定　　价：95.00 元

前　言

党的十八大以来，党中央明确了新时代党的卫生健康工作方针，把为群众提供安全、有效、方便、价廉的公共卫生和基本医疗服务作为基本职责，强调预防为主，加强公共卫生防疫和重大传染病防控，稳步发展公共卫生服务体系。2020年6月2日，习近平总书记在专家学者座谈会上着重强调：要倡导文明健康绿色环保的生活方式，开展健康知识普及，树立良好饮食风尚。要推广出门佩戴口罩等文明健康生活习惯。要推动将健康融入所有政策，把全生命周期健康管理理念贯穿城市规划、建设、管理全过程各环节，加快建设适应城镇化快速发展、人口密集特点的公共卫生体系。

湖北省紧跟党中央的卫生健康工作方针，将公共卫生体系建设作为疫后振兴补短板强功能"十大工程"的重要内容，投入1125亿元构建公共卫生体系"湖北样板"。而公共卫生体系的建设中，预防是最经济、最有效的健康策略。作为目前造成人类多种重要疾病发生和早死的最主要、可预防的危险因素，吸烟已经成为当今世界影响人群健康的严重公共卫生问题，消除烟草危害成为世界性的趋势和历史潮流。

中国政府早在2003年就签署了世界卫生组织的《烟草控制框架公约》，但由于种种利益牵绊，控烟进程一直处于缓慢而渐进的状态中。2020年1月1日，《武汉市控制吸烟条例》正式实施。根据规定，武汉市范围内所有室内公共场所及部分室外场所全面禁止吸烟。然而政策的颁布与行为的落地仍存在一定差距，所以本书着重考量了本土文化的牵制作用和个体心理基模的能动性，从媒介表征和舆论表达两个维度入手考察控烟运动，从而提出控烟行动达成的可行性引导路径。

本书认为，促进控烟运动走向深远的关键因素是不同群体在健康认知和控烟行动上取得一致，即达成控烟的多元共识，从根本上弥合分歧，让控烟运动实现社会共治。本书以达成控烟共识为出发点，引入社会表征理论，从社会表征的两个重要来源——媒体影响和社会互动入手，分别与媒介表征和数字时代的舆论表达相勾连，建立了由媒介表征呈现"表层共识"，即共识的结果；数字媒介实践中的主体互动反映"深层共识"，即共识的过程两个维度的分析链条，结合框架分析，探讨达成控烟共识的过程、结果与机制。

本书综合运用数据挖掘、基于 LDA 主题建模的框架分析、基于语料库的批判性话语分析、基于 Plutchik 情绪轮的细粒度情绪分析以及深度访谈等研究方法，探寻 2003—2018 年 16 年间反映在媒体表征中的"表层共识"，以及数字媒介实践中多元主体通过搜索、展演、参与等互动达成"深层共识"的过程。

本书发现以下问题：

（1）媒介表征中的控烟议题在时间、空间上分布不均衡，对不同主体的话语表征趋向固化，"表层共识"容易分化。烟草控制与烟草经营两种截然相反的议题在我国的媒体报道中此消彼长，并在外力"拔河"下趋于平衡，长期共存。从全局来看，控烟报道在烟草大省和非烟草大省之间存在巨大反差，这种反差在中央级媒体的表达上得到了微妙的调和，但仍显示出控烟议题在中国境内的不同区域具有不同的价值地位。通过行动者搭配词的分析发现，行动团体间存在话语的割裂与固化，这种路径依赖的现状正是因为控烟议题缺乏进入公共议程价值而造成的。

（2）数字时代的舆论表达考察中，当控烟议题与网络公共事件勾连，进入公共视野，并在互动达成一致的意见和情绪，便可成为聚合控烟"深层共识"的强势路径，但在其他数字媒介实践中，控烟议题则容易失焦与圈层化。通过控烟志愿者微信群的观察和典型人群的访谈也印证了上述结论。

（3）我国控烟运动所展现出来的媒介表征和数字媒介实践存在着阻抑共识聚合、分化不同群体烟草表征认知的现象。不同群体间关于烟草的表征和控烟的共识存在着争议性和模糊性，网络空间关于控烟议题的互动与现实生活也存在差异，但可以通过不断的意见扩散和协商，争取控烟共识的最大公约数。

在研究创新方面，本书首先致力于转变健康传播的常规研究视角，提出了媒介表征、数字媒介实践与共识达成的理论机制模型，并借助框架理论进行了操作化补充；其次，将此理论模型在控烟运动研究中进行了演绎和总结，推演出控烟共识达成的媒介路径；最后，运用大数据分析方法和框架理论对海量数据文本进行分析，跳出了静态的结构分析，实现了对框架过程和情绪流变的呈现。

目 录
CONTENTS

第一章

导　论

我们立身处世无时不面临着对话、交流，但我们往往只听得见想听见的话，对异己陌生者总是对立而忽视。我们的言行总是跟同类相互强化；而不能各自表述，寻找存在及发展之共识，从对立面吸收。在不疑处有疑、对异己者加持是一种文明理性。

——余世存《人世间》

第一节　研究缘起

如今，卫生健康是人们日常行为决策过程中的必要考虑因素，而烟草使用使吸烟者及其周围的非吸烟者面临着罹患呼吸疾病、心脏病、癌症和许多其他健康危害的风险，还会增加吸烟者和其周围非吸烟人群感染 COVID-19 的风险。这些风险不但会相互叠加，而且会共同加重对健康的危害。

自烟草传入我国后，与人民的社会生活深深联系起来，在传播实践中已经形成了复杂而多元的立体文化生态，从社交工具、馈赠礼品、身份象征等方面深深地嵌入中华文化圈的生产与消费机制中。

正如班凯乐在 2018 年发表的《中国烟草史》中所述，烟草在中国四百年的传播消费史所显现出来的，人们对烟草的认识不断改变，从灵丹妙药、社交润滑剂到公共健康的敌人，科学视野中的烟草之害越来越具体化、专业化，被认为是目前造成人类多种重要疾病发生和早死的最主要、可预防的危险因素[1]，然而在生活视野中，即便吸烟有害健康成为尽人皆知的常识，但烟草的拥趸者仍遍布全球，并渗透于我们生活的方方面面。事实上，烟草的使用并不仅仅是健康问题，还牵涉社会、经济、政治等种种因素，烟草不仅仅是消费品，也是重要的税收来源、产业链条、就业渠道。控烟的复杂性注定了其行动成效不可

---

[1]　中华人民共和国国家卫生健康委员会.中国吸烟危害健康报告 2020 [M].北京：人民卫生出版社，2021.4：1-4.

能在短期内达成，而是一个漫长而渐进的过程。

张立伟在2012年指出，对于成年人而言，如果吸烟行为不发生在公共领域，而是仅限于私人领域，吸烟行为不对他人产生伤害，是个体的自由选择，便可以获得法律的承认和尊重。但是当二手烟、三手烟的危害被揭示，控烟问题便从专家议题、政府议题扩散到了公众议题。

我国社会转型时期各种社会思潮的涌现、社会阶层的断裂和多元利益群体的博弈，让不同的社会群体在控烟问题上难以形成统一意见，甚至因此发生冲突。其中吸烟自由的权利和呼吸清洁空气的权利成为支持烟草消费和控制烟草消费两方阵营不断争论的焦点，这也是本书的立脚点，即如何让不同立场和阵营的人在公共场所禁烟的问题上达成共识。

一、控烟运动的时代背景

从2001年加入世界贸易组织以来，我国在与世界经济接轨的同时，各个方面也都与世界发生着千丝万缕的联系和互动。签署世界卫生组织的《烟草控制框架公约》标志着我国与全球其他180个缔约方在应对烟草流行全球化上达成了广泛共识，也是我国在烟草控制领域的重要承诺。我国正在以"负责任大国"的形象融入国际秩序，在2016年的全国卫生与健康大会上，习近平强调："长期以来，我国在履行国际义务、参与全球健康治理方面取得重要进展，全面展示了我国国际人道主义和负责任大国形象，国际社会也给予广泛好评。"① 而负责任大国形象的建设既离不开对于本国国民健康的关注与维护，也离不开对国际承诺的实现。控烟履约不仅是全球化的时代要求，也是我国建设对外传播软实力的重要衡量指标之一。尽管目前我国的控烟现状与《烟草控制框架公约》的要求尚存差距，但从大国到强国的跨越中，国内民生与国际使命为控烟运动增添了新动力。

公众健康是国家使命，也是国家宏观政策的要求：党的十八大以来，党中央明确了新时代党的卫生健康工作方针；党的十九届四中全会将加强公共卫生服务体系建设等作为治理体系和治理能力现代化的重要目标和任务；党的十九大提出，实施健康中国战略。习近平总书记强调，要把人民健康放在优先发展的战略地位。《健康中国2030规划纲要》明确指出："积极推进无烟环境建设，强化公共场所控烟监督执法。推进公共场所禁烟工作，逐步实现室内公共场所

---

① 新华社. 习近平：把人民健康放在优先发展战略地位［EB/OL］.（2016-08-20）［2022-11-24］. http://www.xinhuanet.com//politics/2016/08/20/c_1119425802. htm.

全面禁烟。""到 2030 年，15 岁以上人群吸烟率降低到 20%。"①

与此同时，经济的发展带来了更加现代化的生活习惯和更加健康的文明观念。埃利亚斯（2009：563）在《文明的进程》中指出，文明是一种过程，是对本能、情绪等冲动的控制，是社会秩序的内化与扩张。文明的发展往往与生活水平的提高联袂而行。随着社会的发展和转型，人们的生活水平有了极大提高，在消费之外，更追求健康和可持续发展，控烟文化恰恰与时代的发展相契合。

新媒体发展是过去二十年来最大的时代变量。技术的更迭改变了生产与消费模式和我国的媒体格局，实现了对原有信息传播垄断者的分权，颠覆了原有的"传—受"传播关系格局，让不同阶层与群体拥有了自主获取信息的个性化渠道和互动的平台。而这种技术变迁造成的社会影响在我国尤为明显：中国互联网络信息中心（CNNIC）发布第 52 次《中国互联网络发展状况统计报告》。报告显示，截至 2023 年 6 月，我国网民规模为 10.79 亿，互联网普及率达 76.4%。②

网民成为能够代表我国大多数民众的集群，并拥有在社交媒体平台的在场空间和话语权力，这对于控烟运动的健康传播而言，既是机遇又是挑战。机遇在于改变了控烟博弈原有的机会格局，拓宽了信息传递的空间，扩大了信息分发的社会网络，更容易凝聚控烟社群，形成崇尚健康的社会规范。同时带来了挑战，互联网的赋权和圈层传播带来了不同群体间的意见更加极化的可能性。尤其对于深入日常生活的烟草问题，割裂的意见需要在传播中跨越分歧，在互动协商中达成共识。

二、控烟运动的现状与阻力

中国是烟草生产和消费大国，根据 2018 年中国成人烟草调查显示，我国 15 岁及以上人群吸烟率为 26.6%，有 3 亿多吸烟者，占全世界吸烟者总数近 1/3；烟草每年导致约 100 万人死亡，每年约有 10 万人死于二手烟，吸烟率如不下降，那么到 2050 年，中国每年的烟草相关死亡人数将增至 300 万③。除健康外，

---

① 新华社. 中共中央国务院印发《"健康中国 2030"规划纲要》[EB/OL]. (2016-10-25) [2022.11.24]. http://www.xinhuanet.com//politics/2016-10/25/c_1119785867_2.htm.

② 人民网. 第 52 次《中国互联网络发展状况统计报告》发布：我国网民规模达 10.79 亿人 [EB/OL]. (2023-8-28) [2023-10-4]. http://finance.people.com.cn/n1/2023/0828/c1004-40065362.html.

③ 世界卫生组织丨烟草. [EB/OL]. (2018-05-31) [2022-11-24]. https://www.who.int/zh/news-room/fact-sheets/detail/tobacco.

烟草使用还给中国造成更宏观的巨大社会经济损失,包括医疗费用、生产力损失和烟草相关贫困等。

改革开放以来,我国中央政府在控烟行动上力争与世界潮流接轨。早在1979年,原卫生部①联合财政部、农业部②和轻工业部颁布的《关于宣传吸烟有害与控制吸烟的通知》就标志着控烟问题开始进入政府议程。在签订了《烟草控制框架公约》三年后,2006年,《烟草控制框架公约》在我国生效,随后,中央和地方省市相继出台或修订过一些控烟条例、法规,但控烟的效果却不尽如人意:2008年,在《烟草控制框架公约》缔约方大会期间,由于在烟草包装警示标语和图片方面的消极态度和表现,我国被授予"脏烟灰缸奖"。这是来自国际社会的批评,给中国一贯负责任的大国形象蒙上了阴影。2011年,中国在履约评估中得分37.3分,是100多个《烟草控制框架公约》缔约国中得分最低的国家之一,距离控烟关键政策的实施落地要求差距很大,履约失败。

其中,公共场所禁烟是《烟草控制框架公约》要求的保护人们免受烟草烟雾危害的重要策略之一③,而全国性的控烟条例却仍然在"难产"中。2016年,《公共场所控制吸烟条例》被列入政府立法计划,至今仍未有下文。

与此同时,烟草消费文化中对吸烟的鼓励和纵容与控烟文化中对健康的诉求和文明的呼吁形成了抵牾的两个阵营,在现实生活中常常上演冲突。正如2018年中国成人烟草调查所显示的:"公众支持工作场所全面禁烟的比例为90.9%。超过九成的公众支持在医院、中小学校、公共交通工具、出租车和大学全面禁烟。"④ 但是目前我国50.9%从事室内工作的成人在工作场所接触到二手烟,44.9%成人在家中接触到二手烟。现状与愿景的割裂同样引发了公共事件,并在网络情境中发酵,如2017年河南郑州发生的"电梯劝烟猝死案",一名医生在电梯劝老人灭烟,后者突发心脏病去世,老人家属将医生告上法庭,在社会舆论中引起了轩然大波,而其中显现出的人们对于二手烟的厌恶与"宽容"则成为争议的焦点之一。

---

① 2013年3月后,卫生部改组为中华人民共和国国家卫生和计划生育委员会,简称"卫计委"2018年3月组建成立卫健委。

② 2018年3月,农业部改组为中华人民共和国农业农村部,简称"农业农村部"。

③ MPOWER政策是世界卫生组织在《烟草控制框架公约》的基础上总结出的可以有效降低吸烟率的6个控烟策略,即M(Monitor):监测烟草使用;P(Protect):保护人们免受烟草烟雾危害;O(Offer):提供戒烟帮助;W(Warn):警示烟草危害;E(Enforce):确保禁止烟草广告、促销和赞助;R(Raise):提高烟税率。

④ 新华社.2018年我国成人烟草调查结果发布[EB/OL].(2019-05-31)[2022-11-24]. http://www.gov.cn/xinwen/2019-05/31/content_5396437.htm.

中国地域辽阔，疆土广博，文化规范具有差异性，不同地方对待烟草的态度不同，控烟的氛围自然大有区别，秩序的不统一给全国性立法带来了更大的阻力，也催生着除了法令之外，其他的控烟举措。

三、控烟共识达成的可能性

在专家领域，尽管控烟共识早已达成，并联名呼吁"加速控烟"①。但对于广大民众而言，烟草控制议题还是相对陌生。在有关控烟议题的网络议题下，有网民认为控烟就是一刀切地禁烟，而烟草牵涉广泛，一以禁之可能引发社会动荡；还有网民认为控烟只是口号，国家不可能放弃烟草利税，只是说说而已；更有网民认为二手烟与雾霾相比，对人体造成的伤害微不足道，公共场所禁烟没有必要；还有不少烟民自诩为"爱国英雄"，消费烟草为国家纳税，损耗健康为国家减轻养老负担。上述讨论除了暴露出烟草在我国社会文化嵌入至深，也说明了控烟运动在宣传和普及方面有待提升，而控烟共识的达成更是任重道远。

众多研究表明，在综合烟草控制计划的背景下进行的大众媒体宣传可以促进戒烟并降低成人吸烟率，但宣传活动的范围、强度、持续时间和信息类型可能会对控烟成效产生影响（Durkin S，Brennan E，Wakefield M，2012）。以往关于控烟运动与媒体的研究多集中于健康传播领域，探查媒体宣导对于控烟运动的作用，以及在人群中扩散的效果。但正如社会判断理论中回转器效应所示，如果某条建议出现在"拒绝区"，我们会调整态度，坚定拒绝传播者的倡议（埃姆·格里芬，2016：200）；对于烟民和支持烟草消费的人群而言，为了避免认知不协调，烟草控制类似的信息往往会出现传播失效的现象。

本书认为，促成控烟运动走向深远的关键因素是不同群体在健康认知和控烟行动上取得一致，尤其对于支持烟草和反对烟草两个割裂的阵营而言，通过制度规范和意见互动达到控烟的共识，即达到尊重吸烟的自由和保护呼吸清洁空气的权利的平衡，才能从根本上弥合分歧，让控烟运动实现社会共治。

第二节　本书的研究角度

在这种背景下，研究并未采用健康传播的常规视角来考察控烟议题，而是

---

① 科学网．37 家单位联名发布"加速控烟专家共识"［EB/OL］．（2017-08-23）［2022-11-24］．http：//wap. sciencenet. cn//mobile. php? type = detail&id = 386007&mobile = 1&mod = news&id = 386007．

从达成共识的目的入手，采用社会表征理论中有关共识达成的过程来呈现和推导我国控烟运动的共识过程与阶段性的共识结果。

社会表征形成模型表明，通过不断沟通与使用新概念，过去被视为陌生的现象将转化为共同知识，而共同的知识表征带来群体的社会自我认同，对于社会发展而言，这种自我认同将有利于社会作为一个统一的整体存在和发展下去。其中共识即对客观存在的事物、重要的事物以及社会的各种事物、各个部门和相关的关系有一个大体一致的或接近的认知。在现代社会，大众传媒在形成社会表征及共识形态的过程中担当着责无旁贷的角色（管健，2009）。

媒介不仅仅是时代的记录者，也是各种权力主体推拉作用的受力者和呈现者。上至宏观政策的制定，下至个人日常生活习惯的影响，媒介与控烟共识有着千丝万缕的关联。

第一，关于烟草议题，媒介的建构与再现一方面是社会表征的产物：另一方面影响着大众关于烟草的集体表征，这种二重性决定了媒介的再现不可能是一成不变的，而流动的媒介表征则恰恰反映了社会表征的转化与变通，即共识形态的分化与聚合。从即时的横切面考察，媒介表征体现的是静态的共识结果，而以时间为纵轴，或从地域的分野观照，媒介表征则展现出争议型和自由型表征流动的轨迹。同时，媒介呈现的表征是不同权力主体博弈和把关的结果，与集体表征之间不可能完全重合，所以媒介表征的探查只能是表层的社会共识，或者说是社会共识的阶段性结果。

第二，共识达成的过程离不开主体间的互动与协调，其在互动中调整已有的内在认知表征，以符合社会准则所要求的行为反应，也就是通过沟通达到信息交流，逐渐形成社会共识，即深层共识。这个过程存在于人们的日常交往中，但在新媒体技术的冲击与重构下，这一过程镶嵌于现实生活与网络空间之中，不同主体间意见的协商、话语的博弈不再是"黑箱"，而是呈现于网络公共空间，可被爬梳和总结的过程。数字媒介实践的研究范式恰恰在于探寻人们和媒介相关的活动、言论乃至思想，即媒介相关实践之间的相互关系和互动形式（顾洁，2014：23-25）。深层共识达成的过程可以通过数字媒介实践的考察得以透析。

第三，社会的整合和发展需要不同利益群体在互动和协商中达成意见的最大公约数，其中，媒体承载着重要的信息传播和观念协调的功能。具体到烟草议题上，媒体的内部存在着相互交错的力量，一方面它制造着共识；另一方面，它也在不断分化着共识。而在具体生活场域，不同群体抱持的观念、接受的新信息则让意见的公共领域更加复杂化和动态化。如果说媒介表征体现的是表层的共识，是已然的共识，那么数字媒介实践考察的则是深层的共识，是未然的共识。本书将从媒介表征和数字媒介实践两方面来考察控烟运动，并探讨在公共场所禁烟的议题上，如何达成不同群体间的意见融合。

第三节　本书概要

研究以达成控烟共识为落脚点，引入社会表征理论，综合运用数据挖掘、基于LDA主题建模的框架分析、基于语料库的批判性话语分析、基于Plutchik情绪轮的细粒度情绪分析以及深度访谈等研究方法，从媒介表征和舆论表达两条路径探查从社会表征到共识形态的过程、结果与机制。本书分为四个单元，共14章，具体安排如图所示：

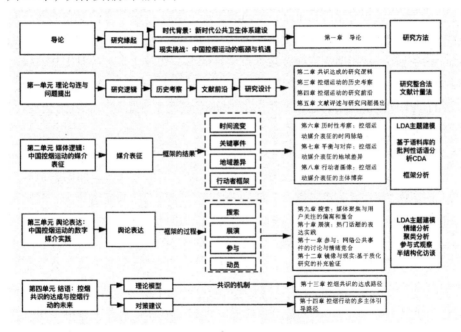

图1.1　本书研究思路及概要

导论阐述萌发研究旨趣的原因，梳理控烟运动所处的时代背景，即在社会转型、全球化进程、媒介技术革命的时代变局中，中国控烟运动面临着新的机遇，但也存在着挑战与阻力。在这种情况下，研究并非沿用健康传播的常规路径，而是提出将争取控烟共识的最大公约数作为本书的立足点。

第一单元分为四个部分：首先，阐述了研究逻辑，即引入社会表征理论，勾连媒介表征与数字媒介实践的研究路径，搭建了"社会表征-媒介表征-数字媒介实践-社会共识"的理论框架，并引入框架分析的理论工具，探讨达成社会共识的媒介路径。其次，对研究对象进行历史和现实图景的梳理。再次从国内外研究中总结控烟运动研究的新方向和新成果。最后，根据文献综述提出本书的关键研究问题。

第二单元分为三个部分，分别从时间脉络、关键事件提取和分析，地域差异，以及行动者画像与博弈几个维度勾勒了中国控烟运动的媒介表征。研究发现，从历史的阶段来看，媒介表征并非一成不变，受力于不同权力主体的推拉，媒介表征也呈现出一定的地域差异性。研究以 2003—2018 年全国报刊中烟草相关报道 282144 篇为研究对象，通过主题建模分析探寻 16 年间烟草媒体表征的流变，主要包括分析烟草与控烟议题在时间脉络上的承接与竞争，探究烟草相关报道历时性的词频变化，并通过关键词的探析，还原了 16 年来的关键事件，从而探寻社会变迁与表征流变的关系。我国地域广博，全局性的考察离不开对地域因素的分析，从而确定不同区域烟草表征的差异和转化。最后对文献演绎得出的控烟运动重要主体进行搭配词分析，聚焦主导话语权的流变，并回归语境，探索行动主体间的博弈，总结媒介表征中烟草议题呈现出的历时性、全局性、主体性特征。

第三单元考察网络时代的舆论表达，即不同主体的数字媒介实践，并在研究的最后，通过参与式观察和典型人群访谈探究了网络与现实之间的映射和割裂。根据库尔德利有关数字媒介实践的分类，分别从主体的搜索行为、展演行为和参与行为分析主体间的互动与博弈。首先，通过网络搜索趋势，窥探媒体关注焦点与用户注意力焦点的偏离与重合。其次，在展演部分，研究搜集了十年间有关控烟、禁烟等热门微博，结合讨论框架和热度排序勘明网络公共空间中的控烟文化景观，探寻不同主体间基于控烟话题的互动过程。再次，在网络公共事件中，有关控烟的媒介事件往往以"冲突"展开，其中"劝烟"事件极具代表性，通过对 48 起烟草相关事件进行编码聚类，探索典型事件中不同主体参与网络公共事件的对抗、竞争、拉锯、结盟与消弭，剖析媒介实践中社会权力的争夺，对不同事件中体现出的同质性和异质性进行归纳。最后，通过参与式观察和深度访谈，对烟草表征和烟草议题的媒介实践进行验证和总结，探寻达成共识的突破口。

第四单元为结语，基于上文总结归纳控烟议题的共识机制，并通过共识机制的演绎，从媒介路径及多主体维度入手，提出达成控烟共识的可能路径。

第四节 研究意义

研究选择控烟运动作为代表议题，具有很强的现实意义，中国控烟运动面临的困境是有目共睹的。控烟成效的缓慢不仅对于政府的国际形象有所损抑，也威胁着民众的健康。

从共识达成的媒介路径切入来考察中国的控烟运动，一方面可以弥合不同社会群体在控烟问题上的认知差异，减少日常生活中"吸烟自由"和"呼吸清洁空气自由"对立立场之间的冲突；另一方面对于共识达成的机制的验证、其他社会争议性议题也具有一定的参考和推广意义。

可能的创新点如下：

1. 以往的研究多从健康传播视角入手，过于关注传播效果，而对于纵深的时代背景、媒体形态变迁等元素缺乏考量，未能呈现出情境转换下的历史轨迹。本研究在社会表征理论的启发下，从共识达成的角度考察控烟运动，贴合中国本土的实际情境和时代背景，调和激进禁烟与烟草消费之间最突出的矛盾点，并从媒介表征和媒介实践两个维度来探查控烟运动在社会共识中的流变、碰撞和沉淀，即从表层共识和深层共识双重维度推进控烟运动走向深远。

2. 在社会表征理论的框架下，勾连了媒介表征、数字媒介实践与共识达成的理论机制，提出了媒介表征形成"表层共识"，主体间互动达成"深层共识"的机制，该理论模型具有一定的抽象性和推广性；借助框架理论，对理论机制的运行进行了操作化补充，并将此理论模型在控烟运动研究中进行了演绎和总结，推演出控烟共识达成的媒介路径。

3. 运用大数据分析方法和框架理论对海量数据文本进行分析，实现了对框架过程的呈现。以往的研究对于框架竞争和博弈的呈现都是阶段性的结果，即"把关"的结果分析，本书除了呈现媒介表征中阶段性的框架结果，也通过对社交媒体痕迹的爬梳，实现了对框架竞争过程的呈现，并加入了情绪框架的分析，丰富了互动过程的分析，兼顾了共识的意见和情绪两个维度。

4. 以往的控烟运动研究往往只关注"烟草控制"单一维度，而本研究将议题置于更加全面的视角，对16年间的烟草报道进行分析，对以往的研究在体量上有所补充，研究探讨了数字媒介实践中的主体行为，将在媒介表征中"隐身"的民众引入研究中，跳出了静态的结构分析，揭示了附着于"控烟议题"和"劝烟事件"之上，各类主体复杂的、动态演变的互动关系和共识达成的过程。

第一单元
理论勾连与问题提出

第二章

共识达成的研究逻辑

第一节　研究关键概念界定

控烟运动（Tobacco Control Campaign）：作为健康传播运动的一种，控烟运动的主旨是通过健康知识的普及和健康关系网络的建立以促进健康行为和巩固健康文化。与其他健康传播运动有所区别的是，控烟运动不仅是一场健康知识的普及，还因烟草税和产业管理而涉及经济和行政的问题。在本书的研究中，尽管控烟运动与非政府组织的动员、行动密不可分，但从本质上讲，其还是由国家权力机关提出占有主导角色的宣导运动（campaign），在"运动"性质上，与爱国卫生运动等群众性运动分享相似内核。

理解控烟运动还需要辨析"控烟"与"禁烟"的概念。控烟发轫于两个基本而简单的原则：一个人应该对自己的健康负责；通过一定的外在和自我约束，每个人都应该尊重并保护他人拥有健康的权利。尽管控烟是政府和整个社会义不容辞的责任，但不可否认的是，烟草经济带动了就业和周边产业，烟草也是不少地方政府的支柱产业。而且烟草中的尼古丁具有强烈的成瘾性，一般人戒烟的成功率只有 3%~5%。控烟的边界需要被厘清和掌控。如果短时间内强制"禁烟"，没有了合法的烟草制品供应，势必会产生黑市交易等非法活动，同时大批在烟草行业就业的人员面临转型就业，存在社会风险甚至动乱。因此，短时间内强制"禁烟"是不科学的，各方力量的平衡是一个微妙的过程，控烟需要通过一个循序渐进的过程逐步进行。

控烟运动的最终目标在于降低整体吸烟率，防范烟草带来的各种健康隐患。其中囊括了多种具体策略，如警示烟草危害，提供戒烟服务，禁止烟草广告、促销和赞助等，但本书更侧重探讨公共场所禁烟的共识达成。

社会表征（Social Representations）：社会表征是莫斯科维奇在涂尔干集体表征的启发下提出的，强调共同文化、互动和社会文化背景的重要性，并衍生出了结构研究、过程研究和功能主义的研究路径（赵蜜，2017）。Wagner（1999）认为，社会表征是人们通过人际沟通与对话形成共有理解事物的认知表征，又通过对其给予集体详细描述而成为社会表征，这些形成的社会表征通过个体日常的生活行为、人际的互动和交流共同建构社会共识。管健（2007）总结认为，社会表征是在特定时空背景下的社会成员所共享的观念、意象、社会知识和社会共识，是一种具有社会意义的符号或系统。他指出，社会表征具有社会共享性与群体差异性、社会根源性与行为说明性，以及相对稳定性与长期动态性的特点。有学者认为，社会表征是敏化性的概念（刘力，管健，孙思玉，2010），而非界定性的概念，其更具包容性和解释力。社会表征理论的观点背离了个体、态度和现象中奇怪的和不可预测的多样性，其目标是找出个人和群体如何在脱离多样性的情况下构造一个稳定的、可预测的世界（莫斯科维奇，2011：62）。也就是说，社会表征是共识性的表征，是剥离了个体特异性的抽象表征集。

　　社会共识（Social Consensus）：随着社会变迁的加速和社会分层的加剧，建构社会认同、整合社会共识成为学者们关心的焦点议题之一。从广义上说，社会共识特指人们对社会基本价值的普遍性看法；从狭义上说，社会共识是特定社会历史条件下，人们对政治、经济、文化、道德等社会问题通过沟通、协商、理解、认同而达成的一致意见或共同看法（王志红，2016：44）。国内外对于社会共识理论的研究汗牛充栋，主要存在两条路径：一是西方马克思主义沿着意识形态批判与大众文化整合路径，以社会学功能主义范式探寻意识形态主体性、合理性和整合性社会共识；二是沿着自由主义和理性主义传统路径，探寻基于社会制度争议性的重叠共识、基于事实与规范的交往共识以及基于主体间性承认理论的社会解释模式等（王志红，2016：10）。在传播学领域，传播与共识也一直是学者们研究的重点议题。哈贝马斯认为，人们可以通过传播获得共识，只要保证参与者具有理性、开放、真诚的交流，就可以达成传通的理想境界。通过传播，我们可以借助主体间性（intersubjectivity）达成共识，交往本身能够最终实现理性对话（刘海龙，2008：28）。但是也有不少学者指出，这种交往行为的条件很难在现实中得到充分满足。杜威同样讨论过传播活动的共识作用，他认为传播使我们产生联系和共识（刘海龙，2008：55）。

　　本研究主要采用社会表征理论中对于共识的理解，即集体成员所共享的观念、意向和知识，由社会沟通而形成的"共同意识"，社会表征本身就是日常生活的社会共识性知识。而社会表征的共识形态也存在流动性，在形成社会共识的过程中，沟通与协商是一个必要性的过程，其中存在着反复进行的相互觉察、相互印证、相互调整等复杂的信息交流活动（杨宜音，张曙光，2013），共识是社会和谐发展的基石，但共识并不是单一的，多元共识、差异化共识日益成为共识研究的主流形态。

媒介表征（media representations）：表征（representations）本身是一个含义丰富的概念，媒介与表征常常相伴使用，但是广义的媒介表征与媒介的中介性、语言的意义表征有着密切联系，媒介的表征系统通过各种概念和符号赋予了事物以意义。本研究使用的媒介表征更多地沿用了其狭义的概念，即媒介表征常常被用来指代大众媒介对某一客体的形象建构和符号化再现。如对穆斯林、教师等群体的媒介表征（Ahmed S, Matthes J, 2017; Alhamdan B, Al-Saadi K, Baroutsis A, et al. 2014）；或是国家形象在他国报道中的表征（Peng Z. 2014）；抑或特定议题中某一客体的表征，如公共卫生政策报道中企业的媒介表征（Weishaar H, Dorfman L, Freudenberg N, et al. 2016）等。本研究认为，媒介表征可以看作社会表征的媒介呈现，也有学者指出，媒体呈现出的信息不仅反映着已经出现的社会表征，也会对"被表征群体"产生影响（刘力，程千，2010），即媒介表征与社会表征也具有吉登斯所谓"结构"与"行动"二重性的特征。

数字媒介实践（Digital Media Practice）：新媒体技术的普及让越来越多的学者开始关注新媒体实践，认为其"让交流更加灵活，连接更加简便，用户自主生产内容更加频繁，创新更加迅捷（Horst H. 2010：99-114），能更好地促进民主参与、促进全球更大范围内更大规模的互动（Shirky C. 2008; Thornton G. 2009）"①。而数字媒介使用主体的数字实践则带来了新的研究课题：用户在媒体参与中的重塑能力及对自媒体的操作行为、对自身与环境的重构（杨嫚，彭雨昕，王玉佳，2016）。也有学者认为，媒介实践研究即"媒介嵌入社会实践的方式，基本可以分为两种：一是媒介核心实践：媒介作为某一社会实践的核心组成元素；二是媒介参与实践：媒介作为次要组成元素参与到某个社会实践中"（顾洁，2018）。在尼克·库尔德利（2016a：46-57）看来，媒介最好被理解为一个广阔的实践领域，他区分并为这个实践领域进行了画像，如搜索与搜索能力的养成、展示和被显示、在场、归档、媒介习惯的复合体等。采用这种视角恰好可以考察人们使用媒介的互动过程，从而探查共识达成抑或分化的路径。

---

① 转引自：杨嫚，彭雨昕，王玉佳. 国外民族志路径下的数字媒介实践研究：情境、聚集与日常生活［J］. 北京邮电大学学报（社会科学版），2016, 18（01）：8-13.

第二节　理论梳理与勾连

一、从表征到共识的理论对话

（一）表征的研究视野

"表征"（representation）作为一个复杂而运用广泛的词汇，在不同学科领域拥有不同的表述和研究侧重。

在哲学视域中，"表征是心灵呈现客体和知识的方式"，具有承载性、语义性、意向性、解释性和中介性的特征（魏屹东，2012）。哲学视域下的表征研究可追溯到古罗马时期，在翻译阿拉伯思想家阿维森纳和阿威罗伊的著作过程中，学者们创造了内在的表征概念，在修辞学家昆体良（M. F. Quintilian）、神学家德尔图良（Tertullianus）、哲学家勃艮第奥（Burgundio）等人的研究和发展下，表征概念不断被丰富。中世纪的表征理论是现代认知科学的思想基础，其中正行理论、相似理论、协变理论等对当代表征理论产生了深刻影响。近现代心灵哲学中，已经将表征发展出不同的主张：纯的、强的和弱的表征主义，窄内容与宽内容的表征主义，还原与非还原表征主义，显在的和潜在的表征主义等（魏屹东，2012）。

哲学对于表征本质的研究往往与心理学、语言学等学科共同展开，这是因为表征作为一种具有施为性的过程，离不开目标对象而单独存在（苏玉娟，2017a）。王伟（2017）研究了科学表征理论发展的新趋势，认为科学表征的语义学、语用学越来越紧密地结合甚至融为一体；苏玉娟（2017b）总结了基于大数据的知识表征的特质。心理学对于表征的运用倾向将表征看作人们的信息加工系统，是心理认知的重要机制，往往与实证研究相结合，探求或验证表征主体和表征对象在认知与行为层面的规律和特征（陈文泰，2018），如王凌云等（2019）采用内隐联想测验考察了他人重要性对自我心理表征的影响，咸桂彩、施霞（2015）基于学习迁移率的定量分析，研究了动作序列学习的心理表征机制。

总而言之，哲学视域下的表征研究为深入挖掘表征内涵、扩大表征概念解释力奠定了坚实的理论基础，为表征概念引入其他学科建构了学术合法性。

在文化研究视野中，伴随着西方哲学社会科学的"语言学转向"和"后现代转向"，英国伯明翰学派的斯图尔特·霍尔将表征概念引入文化研究，形成了一种系统的文化表征理论（郝永华，2008）。霍尔（2003：1）对表征的阐释是

"生产文化的主要实践活动之一，也是所谓'文化的循环'中的一个关键'要素'"，一方面涉及符号自身与意图和被表征物之间的复杂关系；另一方面和特定语境中的交流、传播、理解和解释密切相关（赵毅恒，2017）。文化表征是一种意义的生产和争夺过程，在此过程中，意义是被建构的，而不是被发现的（斯图尔特·霍尔，2003：6）；表征的作用方式分别可以从反映论的、意向性的和构成主义这三种途径进行解释；反映论中，意义被看成置于现实世界的客体、人、观念或事件中的，语言如同一面镜子那样起作用，反映真实的意义，就像意义已经存在于世了；而意向性的解释途径认为，说者、作者就是通过语言把自身的独特意义强加世界的人，词语的意思是作者认为它们应当具有的意思；构成主义的或结构的途径认为事物并没有意义，我们使用的各种表征系统，即各种概念和符号构成了意义（斯图尔特·霍尔，2003：24）。而文化研究的表征理论核心在于通过发现意指的建构过程，为戳破"自己为自己加冕"的神话找到突破口（刘海龙，2008：364）。

除此之外，社会学和传播学视野对于表征的概念运用和理论发展也十分丰硕，是本书的理论支点。

（二）社会表征与媒介表征

社会表征的核心概念之一"表征"被认为是交互作用和交流的产物，常常扮演阐释（赋予现实意义）、整合（将新观点或事实纳入熟悉的框架当中）和划分（确保给定的集合体能借由常识为人们所识别）三重角色（莫斯科维奇，2011：171）。

形成社会表征的过程是"锚定"（anchoring）和"具体化"（objectification），其中锚定就是去分类和命名事物，锚定过程就是将我们感兴趣的、异质的和不甚熟悉的事物纳入特定的分类系统，并把它们当成我们认为合适的一个类别的范例。锚定是裁决先于审判、结论先于原因的。

"基耦"作为"概念意象"（concept images），深刻根植集体记忆"初级概念"和"原始概念"的综合，是关于世界的"原型"，强调社会表征的深层结构（莫斯科维奇，2011：191）。原型是上述锚定过程中次序优先的典范，这是因为它强化了已有的观点，并且导致了那些过于草率的决定（莫斯科维奇，2011：47）。基耦事实上就是共同性知识的原型，即共同接受的知识或基本观点，它是作为适应过程所指向目标的根源而存在的（莫斯科维奇，2011：176），也可以被看作社会表征共识形态的来源和实质。

社会表征的实现依赖具体化，即将"属性或者关系转化为事物"（莫斯科维奇，2011：60），锚定和具体化因而成为操纵记忆的方法。锚定使记忆处于动态之中，这是因为它是主动的，它总能放入和提取那些根据类型进行分类和命名的关于客体、人或事件的记忆。具体化或多或少是被动的，从记忆中抽取概念和表象，从而使它们与外界相融并复制它们，从已知的事物中构造出有待发现的新事物。从锚定到具体化的过程正是思维世界与现实世界相互联系和转化的过程。

社会表征的来源有三条路径，分别是直接经验、社会互动和媒体影响。"直接感受的信息为人们提供了最为清晰的资源，可以作为表征形成的基础性信息，并且这种信息最容易为人们所直接控制。而对于潜在的社会互动和媒体信息则属于'借'来的社会表征，它们对于个体来讲具有传播的主动权，而且具有强大的感召力和影响力。"（乐国安，汪新建，2011：532-533）

不少学者认为，身处传媒时代，媒介已经成为人们直接接触的世界，而媒介对事物的表征深刻影响着人们的内在认知表征。如 Coltrane S. & Messineo M.（2000）对 1992—1994 年针对特定目标受众播出的电视广告进行了内容分析，发现 20 世纪 90 年代的电视广告倾向将白人描绘成有力的白人，将白人妇女描绘成性对象，将非洲裔美国人描绘成好斗的人，将非洲裔美国人描绘成无关紧要的人，通过夸大文化差异和否认积极情绪，助长了人们对非洲裔美国人的微妙偏见，"让白人警察在处理黑人犯罪嫌疑人时常常会做出暴力反映"。刘力、程千（2010）通过对主流媒体话语表征中的农民工形象进行研究，发现媒体的话语表征是不可忽视的重要影响之一，"媒介不仅有力地参与了农民工群体的形象建构，在一定程度上也为人民提供了认知农民工的模式，同时影响着农民工群体的自我定义"。

所谓媒介表征，本意是对某一事物的再现，但这种再现并非完全客观的，而是经由媒介的运作后生产而成，对于人们的观念形成、态度固化具有推动作用。从这个意义上看，媒介表征既承载着社会文化的烙印，也是传媒组织进行意义生产的结果，还会对接触媒介的社会成员产生认知表征上的影响。

所以静态的媒介表征，即阶段性的媒介表征呈现的是社会大众已建构的表征和价值观，这是对既有的人们头脑中对于某事物或某群体共享现实的表征，但是媒介表征也会影响社会大众，被媒介影响后的社会表征会进行调整和反馈，再次呈现于媒介之上。即动态的媒介表征考察反映的是社会表征在外力作用下的流动。本研究认为，媒介表征虽不能完全等同社会表征，但是媒介表征的流动反映的是社会表征的流动，虽然在时间序列上未必是线性的因果，但是从历时的角度纵观，媒介表征与社会表征具有相互表征与修正的逻辑链条。

（三）社会表征的共识形态

从通俗意义上讲，社会表征的关键特征就是关注常识性知识。莫斯科维奇从"科学、社会共识和社会表征"的层面梳理了产生社会表征的两个过程（莫斯科维奇，2011：46-47），明确区分了社会表征的共识形态（consensual universe）及科学话语的具体形态（reified universe of scientific discourse）。他认为科学旨在建构一个不为人的主观欲求所左右的客观世界图景，它遵循逻辑规则，有待实证检验，而社会表征则关涉日常的共识理解，能够激发与形塑社群的集体意识，解释现实生活中那些触手可及的、让人为之关切的事物或事件，由此构成"思维社会"（thinking society）的核心（张曙光，2008）。

社会表征具有三种形态，即被整个社区一致接受的"支配性"（hegemonic）社会表征、子群体对之持有一些不同观点的"自由性"（emancipated）社会表征和存在于群体冲突中的"争端性"（polemical）社会表征，这三种形态的表征通过不同方式互补性地进行共享和沟通，并对话式地相互关联（刘力，管健，孙思玉，2010）。其中，支配性表征无疑是社会表征主流的共识形态，而自由性表征和争端性表征也会在沟通中完成分化和聚合，从而达成共识，或促进社会表征的转换与变迁。

也就是说，在人们的日常生活实践中，受到核心"基耦"的内在驱动和既有社会表征的影响，在"锚定-具体化"的动态过程中，完成社会表征的沟通和变迁。但不同的群体对同一事件可能会有不同的社会表征，其中支配性社会表征根深蒂固，是社会稳定和团结的基础；自由性社会表征源于不同的社会群体对事物的特异性解释；争端性社会表征体现的是群体间的冲突与对抗。在互动中，不同的社会表征在流动中完成淘汰和弥合，从而达成多元共识。

具体而言，当多元主体面临某一议题时，会在"前表征"（过去印象和日常经验）和基耦（深层文化共识）的共同作用下，通过锚定框限到自己熟悉的生活系统中，再进行客体化与当下情境相勾连，在此过程中其实已经形成了"结论"。然而这个结论并不稳定，是不断流动和碰撞的，"首先在个体水平上，个体通过锚定和具体化的机制，将社会事实或不熟悉的理论变成个人熟悉的私人性的知识；其次，在人际或群体水平上，不同个体通过符号化的表达将各自熟悉的知识在个体间或社群内分享与传播"（吴莹，杨宜音，2013）。经过一段时间的分化和聚合，才会达成共识。

社会表征的共识形态在社群的日常生活中作为认知库存（cognitive stock），既是社会互动过程的对象，又是社会互动过程的结果。

结合上述社会表征的三种来源，其中直接经验具有异质性和个案性，而本书旨在通过探查媒介影响和社会互动，理解社会表征到其共识形态的循环与分化。因此衍生出两条路径：媒介表征与数字媒介实践，媒介表征探查媒介影响，梳理作为阶段性共识结果的社会表征，而数字媒介实践呈现主体间的互动过程，探查作为共识过程的社会表征。

为了更科学、更客观地呈现作为过程和结果的社会表征共识形态，研究借助了框架理论进行分析。

二、框架理论及延伸

（一）框架理论发展简述

自1995年贝特森在《一个关于游戏与幻想的理论》一文中提出框架的概念，框架理论在发展过程中衍生出了多种路径，成为学界尤其新闻传播学领域沿用度和引用率最高的理论与研究方法之一（郭东阳，2017）。

在前人有关框架理论的综述（孙彩芹，2010；王彦，2016；郭小安，滕金达，2018；等）和整理下，本书梳理了框架理论发展过程中的关键学者和他们的主要观点，由于框架理论运用广泛，流传深远，且有不同学科的研究路径，所以整理过程中对关键学者及其主要观点的梳理只能挂一漏万，如下表所示。

表2.1 框架理论简要梳理

关键学者	主要观点		主要研究范式	代表学者	跨学科发展路径
Bateson，1955	"框架即元传播"	框架理论简要梳理	批判范式	Tuchman、Gitlin 等	1. 心理学意义上的认知结构。2. 社会运动中的行动框架。3. 政治学中多元权力主体的框架竞争
Goffman，1974	"框架是人们将社会真实转换为主观思想的主要凭据"				
Minsky，1975	"心理基模"				
Kahneman，1979	"前景理论"		建构主义范式	Gamson、潘忠党等	
Herr，1983	"启动效应"				
Entman，1993	"选择和凸显框架"				
Iyengar，1994	"主题式结构框架与片段式结构框架"				
Gamson 等，1996	"诠释包裹"		认知范式	Iyengar 等	
Sheufele，1999	"同等框架"，"作为自变量和因变量的框架" 等				
臧国仁，1999	"框架分析的三层次说"				
Van Grop，2005	"文化嵌入框架"				

如上表所示，框架理论涵盖了极具解释力和包容力的理论思想，衍生出了成熟规范的分析体系。除了心理学、社会学、政治学的研究路径外，传播学学者对上述理论也进行了综合运用和发展。然而从效果出发的研究路径让囊括主体框架（primary framework）、自然框架（natural framework）、社会框架（social framework）的"泛框架"陷入"沉默"（王彦，2016），对于"窄框架"的运用成为主流，主要集中在分析新闻生产、传播内容和传播效果等方面（陈阳，2007）。

其中，从新闻生产和传播内容出发，框架被看作意义建构的过程，用以探讨媒介建构"社会真实"的方法（Gitlin，1980），而从传播效果来探查，框架分析可以分为两类：一是分别将媒体框架视为自变量、受众框架视为因变量来探讨框架效果的产生及强度问题；二是只考察受众框架，探究框架效应的内在心理机制，从而推断框架效应的存在与作用方式（郭小安，滕金达，2018）。

作为认知过程和心理机制的框架，是一种对信息进行分类的方式，它允许人们识别、内化和标记日常事件（Goffman，1974），从功能和原理上看，与社会表征理论中的"锚定"有类似含义，为了与后者区别，研究对框架理论的应用侧重其"作为话语建构策略"的含义。

（二）本书对框架理论的运用

作为一种话语建构策略，Entman（1993）指出，框架是选择感知现实的某些方面，并使其在沟通文本中更加突出，以促进特定问题定义、因果解释、道德评价和提出对策建议等；Iyengar（1994：11-17）提出主题式结构框架和片段式结构框架；Tankard（2001：111-121）的 11 项框架清单则从更加具体的方向对框架的文本分析提出了操作化路径。

在多年的研究实践积累与媒介生态变迁的双重作用下，目前框架研究已经延伸出新的路径具体如下：

第一，作为结果和过程的框架。进入网络化时代，话语权被分割，公众的注意力被分散，新闻框架也发生了新变化，Robert M. Entman（2018）在对自己提出的新闻框架理论进行重新审视和评估后认为，网络化把关实践和框架的理论过程使新闻的形成过程更加透明、更有争议、更具迭代性。而权力法则表明精英仍然会创造和塑造更广泛传播的框架，甚至那些看似从基层产生的框架。Zizi Papacharissi（2015）指出，内容的生产者和消费者之间的微妙区别已经消失，网络化的新闻生态具有生产和消费的混合性质。Lance Bennett 等人（2018）研究认为网络化的信息流动是多元媒介生态中的核心传播过程，它既可以聚焦公众的注意力，也可以分散公众的注意力。当网络化的注意力切换过程和框架形成在事件的核心参与者与围观者之间展开时，公众对事件的理解可能会产生较大的变迁。"媒体把关和框架过程在多媒体的语境中不再是一个垂直的由新闻业控制的传播过程，注意力和意义的动态变化反映了在不同的传播网络上不同的把关过程中、内容分发过程中，以及人类与算法结合的决策过程中的信息的'推拉'（push and pull）。"由此可见，框架形成将是一个复杂和反复协商的过程。综上所述，随着社交媒体技术的发展，框架的"选择和重组"不仅仅是媒体的"霸权"，而且是多元主体和算法共同作用下对意义边界的强调。

同时随着语义网络分析技术的发展，LDA 主题建模成为大数据时代研究主题框架流变的重要技术手段。Jacobi C、Van Atteveldt W、Welbers K（2016）运用 LDA 主题建模对 1945—2016 年的《纽约时报》核技术报道内容进行了案例研究，部分还原了 Gamson 和 Modigliani 的研究，证明 LDA 是一个有用的工具，可以相对快速地分析大型数字新闻档案中新闻内容的趋势和模式。Maier D、Waldherr A、Miltner P、et al（2018）针对传播研究人员在应用 LDA 主题建模时面临的问题进行了实践指南，包括预处理非结构化文本数据、选择适当的算法参数、要生成的主题数量等。Keller T R、Hase V、Thaker J、et al（2019）应用 LDA 主题建模方法对 1997—2016 年在两份印度报纸上发表的 18224 篇关于气候变化的文章进行了框架分析，凝练出"气候变化影响""气候科学""气候政治"和"气候变化与社会"四个不同主题，发现气候变化总体上引起了媒体的更多关注，论文还讨论了转变媒体话语的影响，包括教育民众和改变政策的潜力等。

通过数据挖掘和大数据分析可以对作为结果的框架进行回溯，呈现其推拉的过程，这恰好呼应了本研究所要探讨的表征的流动与主体间互动的过程。

第二，作为信息流和情绪流的框架。经典框架研究重视框架的信息和意见层面。但是随着媒介生态的演变，学者们意识到框架的分类不能局限于事实和意见层面，而是需要将情感纳入框架研究（王庆，2015）。从某种意义上说，情绪框架可以被视为沉淀在稳定的社会结构和媒介氛围里的一种预存情绪的表征（余红，王庆，2015），这种"情感流"是传媒对社会情绪的表征和建构，与认知性的信息、观念、意见一起影响着人们理解现实的方式。Zizi Papacharissi（2016）提出"情感公众"的概念，认为公共表达中的情感能够聚集公众。情感是人们对事件、公共议题和私人生活产生的各种感觉的汇总，是一种中和、聚集公众的力量。数字空间的表达和网络连接具有强烈的情感色彩，共同的情绪能够统一公共争论和意识形态的差异。即便公众与内容之间的连接断裂了，情感和情感联系仍然会保留下来，并且会在相互连接的公众之间产生共鸣。完整意义上的框架效应包括信息框架和情绪框架。尤其在数字媒介实践的研究中，引入情绪框架是十分必要的，一方面情绪化的信息成为社交媒体生态中的常态表达，甚至在很多网络公共事件中，情绪比事实具有更强的传播力；另一方面，文章致力于研究共识的达成，而共识不仅包括"意见流"，而且包括"情感流"，只有意见和情感的双向共融，才能达成深层共识。

上述理论发展恰好启发了本书的两条研究路径：一是对传统媒体进行框架分析，明确权力秩序的交织所产生的框架竞合；二是社交媒体中多元主体框架的"推拉"，即意见的互动与情感的交融或对抗，从而分析共识达成的可能性和达成机制。

第三节　研究理论框架

在上文理论的推演与梳理基础之上，研究搭建了从一般社会表征到共识形态的媒介研究路径。

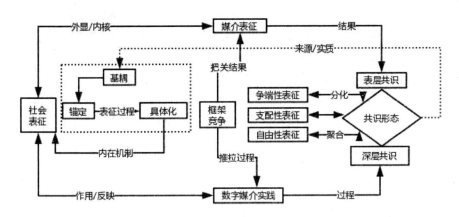

图 2.1　理论框架与勾连（作者自绘）

如上图所示，社会表征的来源之一是媒体影响。媒介表征不仅是社会表征的静态阶段性体现，也会影响社会表征，媒介表征是社会表征的外显形态，而社会表征则是媒介表征的内核。但是两者之间并不能完全等同，一方面是因为媒介表征并非社会表征的全貌，也不可能是无加工呈现，而是各种权力主体作用和拉扯的结果，即我们看到的媒介表征是文化框架、记者框架、社会框架互相角力后，经由层层把关、润色后的产物；另一方面，媒介报道的影响会作用于社会表征，媒介表征与社会表征之间存在着作用力与反作用力的关系，并不能直接等同，而且由于这种二重性的存在，两者之间的复杂关系也无法从时间先后层面予以断定。但是这并不影响媒介表征达成社会表征的表层共识形态，媒介的信息散播在一定程度上可以弥合认知的沟壑，从而达成程序意义上的共识，即显著的但不稳定的共识。

社会表征的另一来源是社会互动。新媒体时代，网络技术嵌入人们的日常生活肌理之中，互动的发生不仅在弥散面对面的人际交流，网络空间也成为社会互动的重要场域。尤其在实践范式的启发下，媒介研究开始关注不同主体的数字媒介实践，探查数字媒介是如何介入人们的生活的，建立起虚拟但真实的关系联结，发生互动与勾连并产生意义的循环。在这种研究视角下，考察不同主体的数字媒介实践可以还原人们的互动过程，探寻深层共识达成的可能性。与此同时，数字媒介实践同样是社会表征的反映，数字媒介实践的过程和结果也会影响社会表征的流动。而不同主体通过互动达成的共识既是共识的过程，也是未然的共识，但一旦形成，就比较牢固，即这种深层的共识形态作为理解世界的基锚，将左右社会表征生成的内在机制。正如上文所述，社会表征的过程是"锚定"到"具体化"的过程，而锚定的原型则来自基锚，即深层的共识形态，所以深层共识一旦形成，就不会轻易分化，而是作为"深层结构"不断影响着社会表征的生成机制。

借助框架分析可以揭示表征流变。媒介的表征可以理解为框架竞争与权力"拔河"的结果，不同时期的媒介表征流变，不同地域的媒介表征差异，不同主体的媒介表征联系，通过框架分析可以透视出表征背后的权力博弈。而对于数字媒介实践的研究，框架理论的发展则提供了分析框架过程的工具路径，以及信息框架和情绪框架结合的分析路径。

正如前文所述，社会表征存在着三种形态，其中支配性表征可以理解为主流的社会共识，而争端性表征和自由性表征会同时并长期存在，这些表征的聚合与分化既可能融入原有的支配性表征，也可能形成新的表征。从理论上讲，本书研究控烟共识的达成路径只是达成控烟共识的最大公约数，并与争端性表征和自由性表征进行理性对话，而不可能完全消灭异见。所以从这个意义上讲，控烟共识达成的媒介路径将一直是一个动态的过程，朝着稳定和谐的方向发展。

第四节 研究方法

一、LDA 主题建模

基于文章是由若干特征词组成的主题而构成的基本思路，主题建模分析可以对文本语料库在内的离散数据生成概率模型（Blei D, Ng A, 2003）。

在"词袋"假设的前提下，主题可以是一系列表示同一个概念或内容的词语集合。由此，概率主题模型的思想被提出，在 LSA（Latent Semantic Analysis）潜在语义分析和 PLSA（Probabilistic Latent Semantic Analysis）等算法的基础之上，D. Blei 等人于 2003 年提出了 LDA 模型，通过引入 Dirichlet 先验分布克服了原有模型的不足。LDA 模型是一个分层的贝叶斯模型，包含文档、主题和词三个层次。其基本思想是每个文档都可以表示若干潜在主题的混合分布，每个主题是词汇表中所有单词的概率分布，"利用先验估计的超参数经迭代计算来估计文档−主题概率分布和主题−特征词概率分布这两个未知参数"。

主题模型属于无监督学习，在进行主题模型训练之前，需要指定主题的数量 K。一般使用不同数值进行多重比较，依据困惑度（perplexity）、对数或然率（Log-Likelihood）等确定最优 K 值（蒋宁平，2014）。

"主题模型具有优秀的降维能力、针对复杂系统的建模能力和良好的扩展性。利用主题建模挖掘出的主题可以帮助人们理解海量文本背后隐藏的语义"（张培晶，宋蕾，2012），对于庞杂的文本而言，LDA 提供了一种文本主题挖掘的客观方法。故研究将利用 LDA 主题建模来处理全国性的、历时性的媒体文本，一方面可以减少人工编码带来的人工时间成本和语义误差；另一方面，这种概率取向的文本处理方法有助于统一地呈现议题的流变和表征的更迭。

由于微博文本 140 字的篇幅限制和大量不规范的语法表达，LDA 主题模型在处理微博类网络文本的主题挖掘上具有优势。LDA 模型得到的结果是微观的、定量的，即通过主题强度分析某一主题在某一时段研究热度的具体变化情况（曲靖野，陈震，胡轶楠，2018），可以掌握某议题的发展脉络与主题演变趋势。

二、基于语料库的批判性话语分析 CDA

学者们倾向认为，批判性话语分析（CDA）是问题导向的跨学科研究运动，涵盖了诸多不同研究路径，每种路径都有着不同的理论模式、研究方法和议程。

独特之处在于：对语言与社会关系的分析视角、在方法论上批判的研究路径（图恩·梵·迪克，2015：357）。Fairclough 和 Wodak（1997）提出了 CDA 的三个目的：一是系统地探索话语实践、事件和语篇与更广阔的社会文化结构、关系和过程之间的因果关系；二是研究这些实践、事件和语篇与权力之间的关系；三是探讨话语与社会的关系在维护权力和霸权中的作用（辛斌，高小丽，2013）。

具体到本研究中，主要采用基于语料库的研究方法，即结合量化的统计与质化的分析，通过考察文本中的相关词频、关键词、搭配词、词语搭配以及语境还原进行话语批判分析，从而揭示话语实践与权力及意识形态的关系。

三、情绪分析

情感社会学理论指出，情感总是以有意识或无意识的方式指导决策，是人类行为的调整器（乔纳森·特纳，简·斯戴兹，2007：18-19），在某些传播情境下，情感甚至超越理性成为主要的信息沟通动机（Ibrahim A，Ye J，Hoffner C. 2008）。情绪作为情感的动态形式，很多学者都对情绪理论进行了研究，保罗·艾克曼（1972）提出基础情绪理论，总结了人的六种基本情绪（Ekman P，1992）；情绪是一种多成分、多维量、多种类、多水平整合的复合心理过程（孟昭兰，1994：388）；普拉奇克（1980）基于进化规则的综合理论，在 Ekman 提出的"惊讶、爱悦、厌恶、欲望、欢乐、悲伤"六种情绪的基础上加上了"信任"和"期望"，分为四组双向组合，并根据情绪的颜色饱和度，提出了多重复合情绪（Plutchik R. 2001），譬如：乐观（optimistic）= 欢乐（joy）+期望（anticipation）。

基于自然语言处理和机器学习方法，研究调用杭州语义科技公司提供的 API 对研究文本情绪进行分析。根植 Plutchik 情感轮理论，提炼分析文本中多种细节情绪表现，包括喜爱、乐观、愉快、兴奋、悲伤、愤怒、焦虑、厌恶、惊讶、同情、恐惧和无情绪等。判断文本的情绪极性，情绪极性以中间分数为情绪中性分割点，越高越偏向正面，越低越偏向负面。对文本的情绪浓度进行计算，即文本中所包含情绪的强烈程度。

四、半结构化访谈

访谈是一种"有目的"的对话，其目的在于研究者企图发现别人头脑中的信息（于泽元，2007：179-180）。结构化访谈对访谈提纲、答题顺序和记录方式进行了标准化，对整个访谈过程严格控制，可能会错过一些重要信息。而无结构型访谈则没有固定的访谈问题，尽量让受访者根据自己的思路进行发挥，研究者对于整个访谈的控制难度较大。半结构化访谈介于两者之间，由比较固定的研究问题做指导，又有开放性的问题引导受访者发挥，兼具了控制作用和灵活性。

控烟运动深植社会生活中，是无法脱离社会发展的"整体性"和"情境性"而进行研究的，所以研究采用半结构化访谈，针对典型性的人群进行开放式问题的探寻，呈现复杂性的时代背景和情境下，持有不同动机、文化信念的群体是如何进行互动的过程。

在研究中，访谈对象的确定也十分重要，需要兼顾三个参照标准，即关键性、典型性和便利性。根据研究设计确定了不同地域、年龄段、性别、烟草使用习惯的五类控烟运动中的关键人群，对他们脑海中的烟草表征和与烟草相关的媒介实践进行追问和提炼。

第三章

控烟运动的历史考察

香烟的历史折射出整个社会的政治经济发展史。正如迪迪埃·努里松（2013：7）在《烟火撩人：香烟的历史》中所述："烟草的应用总是层出不穷，吐故纳新；即使香烟不得不逐渐退出公共场所，却绝不会淡出人们的视线；不管是主动还是被动，香烟就好像空气一般弥漫在每一个角落，遍布社会肌理，深入其骨髓。因此，香烟各种不同形象的演变过程正是社会发展过程一个组成部分。"

第一节　烟草的流行与控制

据考证，烟草起源于中南美洲，距今至少有一千五百多年历史。1492 年，航海家哥伦布在发现美洲新大陆的同时发现了烟草。在欧洲和亚洲，烟草的使用也多次引来了反烟的潮流，烟草的流行首先遭到了宗教界的反对，但当时的教会颁布吸烟禁令的出发点来自吸食烟草的过程及散发的烟雾与魔鬼和邪教之间的相似性。然而宗教界的反烟行动还是以失败告终。政界人士也曾是反烟运动的主力军，但是由于烟草利税和走私业务的泛滥而一度消弭式微。随着法国大革命的展开，烟草一度成为革命者的标配，同时与工业时代的蒸汽机一起开始了征服世界的旅程。频繁的战争和军人们的吸烟风潮大大加速了烟草的推广和使用。香烟的工业化生产起源于法国，而美国人则是香烟营销的始创者。

17 世纪，各地掀起禁烟的浪潮，更多地涉及国家对一种有价值的战略和经济资源的控制，是基于人们对吸烟危害健康的外在症状的认识（班凯乐，2018：8）。自 19 世纪中叶以来，人类通过科学研究和成分分析，确定了吸烟危害健康的正确性。1853 年，英国成立了英国反烟协会（BATS），北美大陆的禁烟运动同样如火如荼，并与禁酒运动紧密结合。但是轰轰烈烈的禁烟斗争在一战爆发前夕以失败告终。两次世界大战将香烟的发展推向新的高峰。

从 20 世纪 50 年代开始，世界上掀起了一波又　波反烟的浪潮。1951 年，英国以注册医生为调查对象，启动了"吸烟与健康"研究项目；1967 年，纽约首次举行"吸烟与健康大会"，推动健康宣传，开展戒烟经验交流；1969年，世界卫生组织（World Health Organization，WHO）开始致力于推动全球性的控烟工作。

兰德尔·柯林斯（2009：396-453）在其著述《互动仪式链》中，从仪式互动的角度分析了吸烟仪式在历史长河中的流行和式微，以及反烟运动的成功。他认为吸烟是一种互动的仪式，它把不同阶层的人聚在一起，给那些知道如何吸烟的人、一起吸烟的人提供了地位，同时赶走了外人。然而，在中产阶级和嬉皮士中根深蒂固的平等、清洁、驯化等审美情趣自然地驱散了吸烟的仪式。科学证据只有在适当的时候才有正当的用途。控烟战争不只是作为一种象征来反对烟草物质，而是作为一种仪式来规训所有吸烟者的情景聚会。

自引入中国以来，烟草的传播和流行就与反对浪潮交替进行。

16世纪末，烟草被引入中国。吴晗（2006：20-26）在《谈烟草》中明确了烟草传入中国的三条路径，烟草传入之初，经历过几次当权者的禁令封杀，但是直至清末，烟草的流行和传播已经基本覆盖中国国土。近代中国也发生过数次反烟运动（不吸纸烟运动），然而无论是晚清传教士发起，中国社会精英倡导，还是新生活运动的规训，因种种机缘，控烟运动屡屡以失败告终。

新生活运动之后，中共中央陕甘宁边区政府在1941年也颁布禁令，宣布从1942年1月开始禁止任何纸烟入境。但是禁令的出发点更多以"平衡出入口贸易、克服战时财政困难"（刘文楠，2015：219）为缘由，且在禁卖不禁吸的情况下，纸烟不可能完全禁绝。

中华人民共和国成立后，我国设立烟酒专卖公司，产销统一。20世纪六七十年代，烟草工业出现了盲目发展、产销严重脱节的现象。1981年，党中央、国务院决定对烟草实行国家专营，1982年，成立中国烟草总公司，1983年，批准成立国家烟草专卖局，同年9月，国务院发布《烟草专卖条例》，正式确立了国家烟草专卖制度。1984年1月，国家烟草专卖局成立。从此，烟草产业作为我国轻工业的重要组成部分，不断发展壮大。

第二节　中国控烟运动的阶段划分

承载着历史烟尘的烟草事实上蕴含着宏大的政治命题。出于经济发展的考量，1953年，毛泽东批示推迟执行卫生部发起群众性戒烟运动，认为这是"对生产有妨碍的工作"（刘文楠，2015：232）。

改革开放之后，对于健康的诉求以及与国际健康组织接轨的意愿，让一度成为"经济作物"和"送礼佳品"代表的烟草再一次登上了"审判台"。

中国的控烟运动开始于 20 年代 70 年代末。1979 年 2 月 28 日，原卫生部联合财政部、农业部和轻工业部颁布的《关于宣传吸烟有害与控制吸烟的通知》是我国第一份官方控烟文件，标志着控烟问题开始进入政府议程（岳经纶，陈泽涛，2008）。

以签署《烟草控制框架公约》（FCTC）和其他重大事件为节点，按照我国控烟运动的历史脉络，本研究拟将运动分为四个时期，重点介绍各个时期政府出台的法规法令，具体如下：

一、酝酿：控烟铺垫时期（1979—2003 年）

本阶段是我国改革开放初期，处于和国际接轨的试探期和积累期。尽管我国是世界卫生组织的创始国之一，但 1972 年 5 月才恢复在世卫组织的合法席位。此后的一系列行动不仅体现了我国在尽可能提高人民健康水平上的努力，也展示了参与全球健康行动的魄力和控烟运动的决心。

1979 年 2 月，《关于宣传吸烟有害与控制吸烟的通知》标志着控烟问题开始进入政府议程。

1997 年 8 月，第十届"烟草或健康"大会在北京人民大会堂召开，世界上 103 个国家和地区的 1800 多名代表参加了本届大会。此前，1996 年 5 月 15 日开始施行《北京市公共场所禁止吸烟的规定》。

1999 年 10 月，中国政府代表团参加了 FCTC 工作组第一次会议。

2001 年 12 月 11 日，经过十五年的谈判，中国加入 WTO，这是世贸历史上谈判时间最长的一次。中国加入 WTO，对烟草产业的冲击是要降低关税、取消关税壁垒以及政府补贴。

2003 年是中国公共健康史上具有重要意义的一年，一方面非典型肺炎 SARS 的暴发和扩散对政治、经济、社会产生了深远影响，有学者认为"SARS 之后我国公共健康政策发生了结构性变革，传统公共卫生健康政策范式转变为公共健康政策范式"（张明新，2009）。新范式更加注重大众健康状况社会决定因素的作用，注重通过改善社会氛围来改善个人的健康状况，注重生理、心理、社会健康状况之间的相互影响（刘继同，郭岩，2007）。另一方面，同年 11 月，中国签署《烟草控制框架公约》，成为第 77 个缔约国，2006 年 1 月正式生效。

二、探索：前赴约时代（2003—2006 年）

从签约到公约生效，我国的官方控烟行动并不频繁。

2006 年是我国"十一五"规划实施时期。在此期间，中国为履行《烟草控制框架公约》采取了一系列行动。然而，国家"十一五"规划纲要没有涉及控烟规划。同年 5 月，国家广播电影电视总局颁布《电影剧本（梗概）备案电影片管理规定》，要求影视作品中"过分表现酗酒、吸烟及其他陋习的，应该删减修改"。

同年，我国先后有 154 个城市颁布了公共场所禁烟的规定（但存在执法主体不明确的问题）。

三、徘徊：赴约时代（2006—2011 年）

尽管控烟规划并未进入"十一五"规划，但公约生效后，我国的控烟行动便开始如火如荼地展开。

2007 年 4 月，国务院批准成立了由工业和信息化部、卫生部、外交部、财政部、海关总署、工商总局、质检总局和烟草专卖局八部门共同组成的"《烟草控制框架公约》履约工作部际协调领导小组"。

2008 年是控烟运动中非常有趣的一个节点，一方面"无烟奥运"在国际上有目共睹；另一方面，在 2008 年召开的国际控烟大会上，中国被与会的 200 名全球 NGO 代表授予"脏烟灰缸奖"，"颁奖词"是："宁要漂亮烟盒，不要公民健康"。

然而，由于种种原因，我国的控烟行动并未达到公约的要求。2011 年 1 月，我国在控烟评估中得分 37.5 分，履约失败。

四、交锋：补约时代（2011—2015 年）

2011 年，不论是政府、媒体、控烟 NGO，还是烟草集团，都开始在控烟行动中积极作为，"控烟"成为"烟草与公共卫生"舆论场中的绝对主导，但控烟的外部阻力不再来自烟草集团，也出现了一些不可控的"噪声"。

2011 年 2 月，卫生部发布《公共场所卫生管理条例实施细则》，规定自 5 月 1 日起"室内公共场所禁止吸烟；公共场所经营者应当开展吸烟危害健康的宣传，并配备专兼职人员对吸烟者进行劝阻"。

同年 3 月，《中华人民共和国国民经济和社会发展第十二个五年规划纲要》明确提出"全面推行公共场所禁烟"，公共场所禁止吸烟第一次被纳入影响国民经济和社会发展的五年规划中。

2013年6月，国务院法制办把"国家级《公共场所控制吸烟条例》"的制定列入三类立法计划。

2013年12月，中共中央办公厅、国务院办公厅印发《关于领导干部带头在公共场所禁烟有关事项的通知》，要求各级领导干部带头在公共场所禁烟，不得在禁止吸烟的公共场所吸烟，各级党政机关公务活动中严禁吸烟，把各级党政机关建成无烟机关。

五、破局：后履约时代（2015年至今）

2015年是具有标志性意义的一年，尽管控烟运动尚未达到FCTC的标准，但在靠近标准的路上更近了一步。

2015年5月，财政部与国税总局联合印发《关于调整卷烟消费税的通知》，先行上调卷烟批发环节税率，保证"税价联动"。2015年9月1日起正式实施的修订后的《广告法》也基本实现全面禁止烟草广告，特别是明确规定，禁止向未成年人发送任何形式的烟草广告，并加大了对违法行为的处罚力度。

2015年6月1日，北京"史上最严禁烟令"《北京市控制吸烟条例》实施，该条例于2014年11月28日，北京市第十四届人民代表大会常务委员会第十五次会议表决通过。前文所述1996年5月施行的《北京市公共场所禁止吸烟的规定》同时废止。

2015年的烟草销量自1999年以来首次出现下降。

上述五个阶段基本上是根据法令和重大事件为标尺进行划分，本书将重点考察2003年签署公约后我国控烟运动的发展进程，并将以上述阶段为参考，对各个时段的特点和趋势进行总结与梳理。

第四章

控烟运动的研究前沿

第一节　国外有关控烟运动的研究

烟草消费全球盛行，控烟问题也成为全球性的议题，是国际学术界中较为热门的研究议题，牵涉领域广泛。为了聚焦主题，本书将重点考察与传播学相关的控烟研究。

一、控烟运动研究的重点议题

为了可视化地展现控烟运动研究的时间序列、引文脉络和主题聚类，研究以 Web of Science 数据库为研究对象，以陈超美博士开发的知识图谱分析软件 CiteSpace 为工具，探索学界有关控烟运动研究的现状与热点。

研究选取 Web of Science（WOS）的核心合辑，包括 SCI、SSCI 以及 A&HCI 三大引文数据库和其扩展版、其他数据库等。搜索时间为 1986 年至 2019 年，为了更大程度地探索控烟运动的整体研究版图，研究分别使用了主题搜索词 tobacco control movement、anti-smoking campaign、smoking-free campaign、anti-smoking movement，检索结果 1017 篇，去重处理后得到文献 1011 篇。

将文献搜索导入 CiteSpace，完成数据格式转换后，将时间跨度设为 1986 年至 2019 年，单个时间切片长度为 1；聚类词来源为标题、摘要、作者关键词和扩展关键词；节点类型为关键词，提取每个时间切片中被引频次排前 30 的关键词；选用 CiteSpace 提供的 LLR 算法进行聚类主题提取，生成关键词共现图谱（高顺恒，2019）。

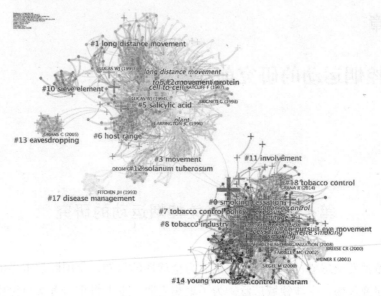

图 4.1　控烟运动国外研究图谱①

如上图所示，共生成主题聚类 16 个，按照聚类标签的字面意思，分别是戒烟、远程运动、运动蛋白、运动、控制项目、水杨酸、主机范围、控烟政策、烟草产业、筛分元件、参与（卷入）、马铃薯、窃听、青年女性、眼球追踪运动、疾病管理。类别比较分散，且涉及面偏向农业种植、烟草科技等。

为了立足传播学，探寻控烟议题的知识图谱，研究在上述搜索词的基础上添加了 communication，经过主题类别的筛选和限制，得到文献 488 篇，参考文献 13784 篇；生成的图谱中共有 478 个节点、2408 条连线，网络密度为 0.0211，其中被引用次数越高的文献节点在图中越大。CiteSpace 提供的指标显示 *Modularity Q*（网络模块数）= 0.6208，*Mean Silhouette*（平均轮廓系数）= 0.2017。*Modularity Q* 代表网络模块数，得到的值越大，表明网络聚类效果越好，通常 *Modularity Q* 在 0.4~0.8，说明聚合效果符合或接近预期要求。每个聚类应具备一定的相似性，相似性程度可以通过 *Mean Silhouette* 指标反映出来，该值越接近 1，代表网络同质性越高（李碧珍，吴芃梅，杨少雄，2019），说明统一类别内仍具有较高差异。可见，控烟研究的视角较为多元，关键议题基本可以分为八类，如下图所示。

---

① 　数据来源：WOS 核心合辑 1011 篇研究论文

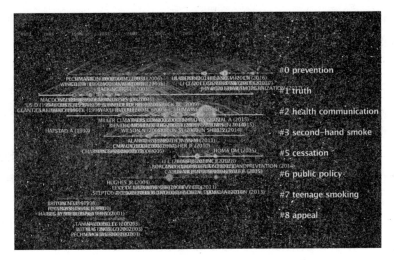

图 4.2　传播学视域下国外控烟研究图谱①

表 4.1　传播学视域下控烟研究的主题聚类

聚类 ID	尺寸	轮廓	平均年份	标签（LLR）②
0	95	0.533	2010	预防；评价；烟草使用；自我效能
1	89	0.683	2002	真相；广告宣导；戒烟；离散情绪
2	64	0.718	2009	健康传播；戒烟；风险感知；大众传播
3	61	0.775	2008	二手烟；社区调查；环境烟草烟雾污染；儿童
5	26	0.905	2012	戒烟；人际交往；健康警告；香烟税
6	23	0.914	2008	公共政策；人口健康；仿真模型；死亡率
7	16	0.985	1998	青少年吸烟；访谈；青年定向禁烟广告；人际沟通
8	12	0.975	2001	呼吁（情绪唤起）；烟草控制计划；大众传播运动；技巧（策略）

　　如上图所示，传播学领域有关控烟运动的研究相对更加聚焦，通过主题词的聚类，可以分为表中的八类。每个类别中都有具有代表性的关键词议题，但

---

① 数据来源：WOS 核心合辑 488 篇相关研究论文
② 标签类别较为庞杂，为了聚焦主题，表格仅呈现了每个类别中最突出的前四个标签。

是各个议题中也有交叉，文章选取了其中交叉引用率最高的文章进行梳理。

在健康传播类别中，Durkin 等人发表在《烟草控制》杂志上的综述引用率最高（Durkin S, Brennan E, Wakefield M, 2012），文章总结了大众媒体宣导对成年吸烟者及其子群戒烟的影响，探讨了宣传强度和不同渠道、不同消息类型的影响差别，研究表明，在全面烟草控制计划的背景下开展的大众媒体宣传活动可以促进戒烟并降低成人吸烟率，但宣传活动的范围、强度、持续时间和信息类型可能会影响控烟成效。实现足够的人口接触至关重要，特别是对于社会经济地位较低的吸烟者而言，电视仍然是有效覆盖和影响成人吸烟者的主要渠道。

在"真相"① 类别中，Matthew 等对于两项控烟运动的评估成为应用率最高的文章（Farrelly M C, Healton C G, Davis K C, et al. 2012）。他们考察了美国传统基金会的"真相"运动和菲利普·莫里斯的"思考，不吸烟"运动如何影响年轻人对烟草的态度、信念和意图，发现接触"真相"运动积极改变了年轻人对烟草的态度，菲利普·莫里斯的"思考，不吸烟"运动却产生了适得其反的影响。

除此之外，世界卫生组织 2008 年发布的报告引用率也相对较高。上述类别尽管方法有所区别、议题有所交叉，但是在行文目的上大都是对控烟运动效果的评估和测量控烟运动在人群中传播的效果，事实上都可以归纳到健康传播的范式中，即探讨利用不同的传播手段达到良好的健康知识普及、健康信念植入和健康行为推广的目的。故研究参考引用率，对此类研究进行整理并归类阐述。

二、健康传播范式下的控烟运动研究

从健康传播的范式出发，学者们运用多种研究方法，对与控烟运动相关的内容进行了不同角度和不同层面的研究，由于研究成果汗牛充栋，文章拟从研究对象的层面进行概括和总结，具体如下：

（一）控烟宣导运动的效用成本

广泛的研究表明，通过媒体宣传进行公共教育是减少吸烟率和烟草消费的有效手段，不少学者探讨了烟草控制大众媒体宣传活动的成本效益。学者们发现，媒体宣导在降低高收入国家的烟草消费方面卓有成效，越来越多的证据表明，中、低收入国家大众传媒实施控烟传播的效果也成绩斐然（Mullin S,

---

① 真相：truth campaign 是 1998 年发起的一项旨在消除美国青少年吸烟的全国运动；"真相"产生电视和数字内容，鼓励青少年拒绝烟草，并团结起来反对烟草业。

Prasad V, Kaur J, et al, 2011），一项在印度进行的调查表明，（Murukutla N, Yan H, Wang S, et al. 2018），烟草控制大众媒体宣传活动在低收入和中等收入国家具有成本效益和经济合理性。也有研究表明，有关烟草控制大众媒体宣传活动的成本效益的证据有限，但质量可接受，并始终表明它们物有所值（Atus-ingwize E, Lewis S, Langley T. 2015）。

（二）控烟健康计划评估

在考察了 40 个控烟健康计划后，B. R. Flay 发现，宣传活动通常在意识、知识和态度上引发变化，广泛的全国性运动也产生了有意义的行为变化。旨在促进某些特定的控烟运动产生了好坏参半的结果，这在很大程度上取决于所涉及的推广类型。大众媒介"戒烟诊所"计划被发现是有效的，媒体宣传与社会支持相结合比单纯浏览印刷材料更有效。大众媒体的健康促进计划可能比许多学者认为的更有效，但确保这种成功所必需的知识严重缺乏（Flay B R. 1987）。

（三）反烟/控烟/禁烟广告的研究

这是控烟运动研究领域内关注度最高的部分，有研究表明，反烟草媒体广告是吸烟者做出戒烟决定的重要刺激因素（Popham W J, Potter L D, Bal D G, et al. 1993）。有学者研究了广告的频率对于效果的影响：通过从澳大利亚 1995 年至 2006 年烟草控制政策和反烟草电视广告对于成人吸烟率的影响进行调查，Melanie 等人研究认为，卷烟成本的增加和烟草控制媒体宣传活动的增加显著降低了吸烟率。但是也提出烟草控制媒体宣传活动需要在相对频繁的时间间隔内达到足够的暴露水平，否则吸烟率可能复升（Wakefield M A, Durkin S, Spittal M J, et al. 2008）；McVey 等对英国反吸烟电视广告进行研究后也发现：控烟广告要产生影响，就必须进行长时间的投放（McVey D, Stapleton J. 2000）。也有对于广告内容的研究：在反烟广告有效性的研究上认为，描绘烟草使用造成的痛苦的广告可能有助于促进戒烟或加强戒烟决定，但对感知有效性和吸烟行为变化之间的联系需要进一步的研究。情绪化的反烟草广告可以促进戒烟。离散情绪理论表明，唤起恐惧可能比悲伤更有效（Durkin S, Bayly M, Brennan E, et al. 2018）。还有学者认为，关于吸烟和戒烟的含有情感唤起的个性化故事和广告有可能促进戒烟和减少吸烟社会经济差异（Durkin S J, Biener L, Wakefield M A. 2009）。有研究调查了不同类型的情绪内容增加接触烟草控制广告对自我报告回忆率和持续时间的影响，认为人均暴露于负面情绪宣导对活动回忆的影响大于积极宣导，并且即使暴露发生超过三个月，也与增加回忆率呈正相关（Rich-ardson S, McNeill A, Langley T E, et al. 2014）。还有对于不同群体的效果研究：在美国，社会经济地位较低的人（SES）的吸烟率较高，吸烟相关疾病的负担也不成比例。但参与者表达了两个限制广告效果的主题：一是对广告内容的怀疑，怀疑其投放动机以及戒烟支持的安全性和有效性；二是戒烟的障碍，如压力、社会背景和成瘾等在广告中被弱化了（McCullough A, Meernik C, Baker H, et al. 2014）。

（四）媒体控烟报道研究

控烟新闻报道研究中最受关注的为报道的议题与方式。澳大利亚是世界上对于烟草管控最成功的国家之一，其烟害新闻报道中以"二手烟"议题最多，且以纯新闻的方式呈现，其次是有关烟害所产生的经济议题，媒体针对控烟的宣传力度可以有效提高烟草问题的整体新闻报道量（Stillman F A, Cronin K A, Evans W D, et al. 2001），对烟草业的常规负面宣传可能大大降低其公信力和政治影响力（Christofides N, Chapman S, Dominello A. 1999），有效的宣传活动可以对积极控烟方式议题进行突出和重塑（Chapman S, Dominello A. 2001）。此外，有证据表明，针对烟草业欺骗行为的激进媒体宣传活动是最有效的（Ibrahim J K, Glantz S A. 2007）。新闻中对烟草问题的报道实际上可以减少卷烟销售（Laugesen M, Meads C. 1991）以及提高戒烟率，但是与降低启动吸烟者的作用不大（Pierce JP, Gilpin EA, 2001）。尽管许多倡导工作的目的是制定公共政策，而不是直接改变个人行为（Durrant R, Wakefield M, McLeod K, et al, 2001）。有研究通过追踪吸烟者和最近戒烟者对烟草新闻的回忆，评估新闻回忆与吸烟相关认知和行为之间的关联。结果表明，新闻媒体是吸烟者的重要信息来源，有可能影响信仰，并且可以放弃或继续戒烟（Dunlop S M, Cotter T, Perez D, et al. 2012）。烟草相关电视新闻的回忆与吸烟的感知风险和戒烟想法之间存在正相关关系，健康教育人员可以利用电视新闻来提高对烟草控制中代表性不足的主题的认识（Blake K D, Kaufman A R, Lorenzo J, et al. 2015）。

（五）控烟运动与新媒体研究

新媒体尤其社交媒体给媒介生态带来的变革是革命性的。不少研究肯定了社交媒体中的互动交流和共同创造对反吸烟运动的促进作用，认为交互式沟通催化参与者的信息搜索行为，从而增加媒体使用（Namkoong K, Nah S, Record R A, et al. 2017），在改变他们对吸烟行为的态度、社会规范以及最终减少吸烟意图方面起着至关重要的作用（van den Heerik R A M, van Hooijdonk C M J, Burgers C, et al. 2016）。有学者评估了新浪微博上中国控烟媒体宣传活动，发现最有说服力的内容特征是感知风险，其次是主观规范和自我效能。感知风险和自我效能感信息正向影响在线观众的参与度，而主观规范信息是一个不显著的预测因子。尽管信息共享和观众互动都是在线观众参与的积极预测因素，但发帖者更有可能分享信息，而不是与观众互动（Jiang S，Beaudoin C E. 2016）。但也有研究在新浪微博上选取了 7 个具有 5000 名粉丝及以上的烟草业微博账号（Wang F，Zheng P，Yang D，et al. 2014），发现中国烟草业使用微博推广品牌，规范吸烟行为，颠覆了中国对 WHO 烟草控制框架公约的承诺。

（六）社会文化与社会规范

来自加拿大不同学科的学者从社会理论中提炼烟草研究和实践的关键见解，认为社会环境是导致吸烟在社会和经济上日益集中的一个因素，社会背景可能是理解（并最终解决）不同来源的烟草控制的关键因素（Poland B，Frohlich K，Haines R J，et al. 2006）。有学者从社会建构的角度考察了《纽约时报》和《华尔街日报》的烟草议题框架（Siu W. 2009），发现两份报纸都将烟草与癌症和其他疾病相勾连，并且认为烟民应该对吸烟行为负责，其中《纽约时报》对烟草业一直不太支持，而《华尔街日报》则在某些关键时刻表示出对烟草业的支持。也有学者探讨了运用社会建构理论解释控烟政策的不合理性，认为社会建构理论并没有解释菲利普·莫里斯寻求食品药品管理局烟草监管的动机，只有减少烟草行业的市场和消费者的使用，烟草消费才会有明显的减少（Givel M S. 2010）。

有学者将香烟（cigarette）作为表意符号，分析了在被动吸烟环境（ETS 非吸烟接触烟草烟雾）的争论中烟草的含义，认为香烟作为对生命或自由的威胁，在科学话语和故事话语的建构中，分别传达了两套判断标准，不同的话语背后是不同利益集团的社会实践（Moore M P. 1997）。有学者通过实验设计检验了社会规范和愧疚感如何影响韩国男性抽烟者的抽烟意图（Lee H，Paek H J. 2013）。研究认为，强制命令性规范信息可以劝服吸烟者改变自己的行为，"当人们认为自己不符合社会规范时，他们会感到内疚"，内疚对吸烟者行为改变会产生巨大的影响力。作为东亚文化圈的一部分，研究还提出许多亚洲吸烟者有更多的集体主义倾向，亚洲国家的规范和内疚可能具有更大的说服力。现有的理论和证据表明，规范诉求和有罪唤醒策略是亚洲反吸烟运动的新方法，在反吸烟斗争中可能取得重大进展。

第二节　国内跨学科视角下有关控烟运动的研究

国外有关控烟运动的研究为本书提供了较为开阔的议题图景和更加深入、具体的研究变量，尽管控烟运动具有全球化的特征，但是具体到中国语境，控烟运动的推行与发展却有着更为本土化和情境化的特征，下面将进行阐述和总结。

一、跨学科视角下中国控烟运动的研究

与上文研究类似，研究以中国知网、维普咨询和万方数据三个中文数据库为入口，检索国内学者有关控烟运动的研究。搜索主题词为烟草控制并含控烟运动，或者控烟传播、控烟宣导、烟害防制等，搜索时间为 1992 年至 2019 年，筛除掉重复数据，得到期刊论文、会议论文和学位论文共 493 篇。

将搜索数据保存为 Refworks 格式，并在 CiteSpace 软件中进行数据转换。将时间跨度设为 1986 年至 2019 年，单个时间切片长度为 1；聚类词来源为标题、摘要、作者关键词和扩展关键词；节点类型为关键词，提取每个时间切片中被引频次排前 50 的关键词；选用 CiteSpace 提供的 LLR 算法进行聚类主题提取，生成关键词共现图谱。生成的图谱中共有 145 个节点、302 条连线，网络密度为 0.0289。CiteSpace 提供的指标显示，*Modularity Q*（网络模块数）= 0.7316，*Mean Silhouette*（平均轮廓系数）= 0.5456，聚类效果良好，同主题内相似度较高。如图 4.3 所示，对上述 493 篇文献的关键词进行聚类后析出 6 类主题，分别以"烟草控制框架公约""控烟宣传""烟草专卖""联合国专门机构""复合污染"和"健康传播"为聚类关键词。

表 4.2　我国控烟运动研究主题聚类

聚类 ID	尺寸	轮廓	平均年份	标签（LLR）
0	22	0.92	2010	烟草控制框架公约；烟草行业；税制改革；烟草税收
1	20	0.911	2009	控烟宣传；世界无烟日；烟草危害；云南
2	16	0.688	2012	烟草专卖；责任；权利；烟草产品
3	15	0.838	2013	联合国专门机构；世界卫生组织；烟草包装；谈判
4	26	0.923	2010	复合污染；烟害；公共场所；防制
5	23	0.998	2013	健康传播；控烟报道；话语构建；大众传媒

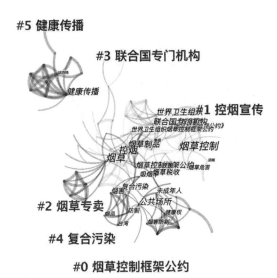

图 4.3 中国控烟运动研究知识图谱①

综合上述可以看出，国内学界对于控烟运动的研究主题聚合度高，类别相对清晰，牵涉的研究对象比较多元，研究的平均年份多集中在 2010 年左右，与国外相比，起步较晚。不同类别的研究议题有所交叉，以研究视角探查，可以归纳为三种：一是以烟害防治为目标的公共卫生管理视角下的控烟运动；二是牵涉烟草税收、改革、控烟立法等内容的政策经济法律视角下的控烟运动；三是健康传播视角下的控烟运动。尽管视角有所差别，但是穿插分散在 6 种主体聚类中，形成了中国控烟运动研究的知识图谱。

公共卫生管理视角下的控烟运动研究主要包括通过问卷调查、控制实验和访谈等方法开展有关控烟知识及烟害认知、信念和行为的研究，以及对于控烟干预计划的评价和效果研究。根据文献，我国居民对于控烟知识及烟草危害的掌握有待加强，控烟社会环境不容乐观。而控烟干预研究内容相对单一，研究所在地集中在发达城市和地区，多以短期干预为主，长期效果和控烟能力建设等研究比较薄弱。这也恰恰说明了控烟运动是一项复杂而艰巨的社会系统工程，各种不同利益群体的互动博弈是动态反复的，需要多元视角加以审视和考察。

———————————

① 数据来源：知网文献 493 篇。

不少学者从制度、经济、社会影响和国民健康等层面研究了控烟政策、无烟立法及烟税改革等问题，具体如下：

李艳萍、翟善梅（2016）对中国控烟政策的变迁历程进行分析，发现在控烟的政策子系统中存在支持控烟和反对控烟的两大倡议联盟，而政策的变迁便在两大联盟之间以政策为导向的学习中渐渐发生。反对控烟倡议联盟在政策子系统中一直占据优势地位，中国根深蒂固的香烟社交文化是重要的外部影响因素，结果造成现有控烟政策仅仅具有象征意义。有学者总结了中国控烟政策产出乏力的原因（刘海燕，2013），通过分析中国控烟政策网络的演变轨迹和控烟政策网络的结构特征，认为控烟政策网络中存在议题网络和政策共同体的对抗，控烟政策共同体主导了控烟政策的话语权，而控烟议题网络的影响力较弱，致使控烟政策产出的作用力有限。李云霞等（2007）梳理了我国公共场所禁止吸烟法规的现状，指出我国缺少一部专门的公共场所禁止吸烟法规；地方法规执行力度小，效果欠佳；与目前国际上在控烟立法方面做得成功的国家差距较大。与之结论类似的是郑频频（2018）以控烟政策为题，介绍了以法律保障实施的相关控烟政策的评价方法，文章认为"自愿的政策是无效的，必须通过无烟法律和政策来实现"。

更多学者将研究重点聚焦《烟草控制国际公约》与我国控烟义务及立法之间的关系。其中，一是以《烟草控制框架公约》为框架，呼吁出台国家层面的控烟法律（杨功焕，2010；沈敏荣，2010；等）；二是从实践层面探讨如何有效靠近《烟草控制框架公约》要求，实现立法和其他控烟标准（李新华，2008；王建新，2011；阮丽铮，2015；等）。当然也有一些学者从烟草行业的发展解析公约，并提出应对策略，这里不再赘述。

Hu Tel-wei& Mao Zhengzhong（2002）从中国的烟草种植业、烟草工业的发展和烟草贸易对国际经济的影响等方面进行分析，认为中国的控烟选择问题应该从税收入手，税价联动，从而达到控烟效果。一些学者也就提高烟草税的必要性和可行性进行了研究（毛正中，2009；郑榕，2009），尹唯佳等（2012）针对国内存在的"烟草税怪相"——加税不加价，解释了烟草税政策在我国控烟运动中失效的现象，并对完善烟草价格和税收联动提出政策性建议。还有学者从社会与经济的视角考察了我国的控烟策略（李天飞，2004；张淼荣，张海芳，2012；等），认为吸烟导致疾病的经济损失远远超过烟草利税（张天成，2011）。

上述研究呈现出了我国控烟运动研究的两个侧面：一是医学健康卫生领域赋予控烟议题的正当性和科学性；二是具体的政治经济社会环境中控烟问题的复杂性和渐进性。但是在此基础上，控烟运动的健康传播视角在一定程度上结合了上述两种视角，从宏观社会环境和微观控烟宣传效果上补充了控烟研究的版图。

二、健康传播视角下的控烟运动研究

从健康传播视角研究控烟运动的文献在研究的样本采集中占比最多，不仅因为本研究立足本学科的研究疆域，而且因为该理论范式对于控烟问题具有突出的解释力和探寻力，是医疗干预和行政规训之外最为潜移默化、静水流深的研究视角。在这部分的总结中，文章同样采用研究对象为分类标准。

（一）对于控烟运动的宏观建议、活动实践、理论模型、效果评估等

杨步月（2009）认为控烟健康传播应该着重从公众视角、专家视角和国际视角三方面切入。李彤等（2016）以"携手灭烟，拥抱晴天"无烟环境创建倡导活动为例，分析该活动在控烟传播中的概念框架、运作模式、行动者角色等，提出健康传播模式的创新在于传播理念、社会动员和社会治理模式的创新。周莹等（2012）认为中国控烟工作进程中，媒体是重要的推动力量，新媒体成为控烟领域重要的健康传播平台，但是媒体对控烟工作的整体关注度偏低，缺乏持续关注和控烟深层次报道，研究建议打造一批控烟领域的明星专家，凝聚一批活跃的媒体记者，充分重视意见领袖在控烟中的作用，加强对媒体的引导，提升媒体报道的专业性，找准新闻切入点，为媒体提供更多信息源。朱雪波（2009）从健康传播的视角提出了被动吸烟防治的行动模型，建议在国家立法的前提下，从文化层面、社会结构层面、专业层面、家庭层面等综合情境下进行戒烟干预和被动吸烟防治的综合手段，以达成理想的无烟环境。王春平等（2008）评估了绵竹市、安义县和新安县在控制被动吸烟干预活动中的媒体传播及健康教育情况，认为只有按照居民的文化经济水平以及心理因素等制订控制被动吸烟的传播计划、决定信息内容、选择合适的宣传形式，传播效果才会更好，才能为提高全民的控烟意识起到更加积极的作用。

此类文献大多基于对控烟运动的整体规划或个案研究，一般是基于现实社会语境提出提升控烟运动的宏观路径，以思辨总结为多，也有理论推演的模型建构，或基于个案的经验总结，具有一定的启发意义，但从学术研究的角度而言，此类文献更多的是基于直觉智慧的推演，实践性强，理论贡献意义不大。

（二）对于控烟文本的研究

包括控烟广告、影视剧烟草镜头、不同渠道的控烟报道研究等。

1. 有关控烟或禁烟广告的研究

伍静、林升栋（2012）研究了8个禁烟广告主题对中国青少年的效果，认

为广告的效果对于不同性别的受访者存在显著差别。还有不少学者聚焦恐惧诉求对于控烟效果的影响研究。袁佳（2013）探讨了不同威胁情景下，不同效能感个人对于控烟公益广告的效果。王香甜（2015）实证研究了威胁类型、主体状态对恐惧控烟广告图片效果的影响。甘罗嘉、肖晴文（2016a）研究了控烟公益广告，发现控烟公益广告的建构过程缺乏政府的深度参与，烟草企业对控烟缺乏共识；控烟公益广告目标受众细分程度不够，内容针对性不强；控烟公益广告的传播渠道以平面媒体为主，渠道较窄，媒介利用不够多元化，且主题集中，同质化严重。黄丽丽、冯雯婷（2017）基于焦点小组访谈，对控烟视频广告的恐惧诉求进行了效果评估，结论显示，对青年非烟民来说，控烟视频广告的恐惧诉求程度越高，促进烟草行为改变的效果越好；对青年烟民来说，控烟视频广告的效果不显著。娜荷亚（2008）通过调查问卷的方式发现，烟盒上"吸烟有害健康"的警示语传播失效，并提出了改进策略。

2. 影视剧中吸烟镜头

甘罗嘉、肖晴文（2016b）从涵化理论切入，研究了中国影视吸烟镜头的变化情况，发现在政策和法令刚出台的时候，吸烟镜头缩减效果较为明显，但随着时间的推移，这一现象就会出现回升，这表明政策在执行过程中遇到了可持续性的瓶颈，很难一直保持效果。电影中有烟草镜头的数量一度持续高于电视剧，探讨了其变化的原因和控烟政策的落实情况。江凌等（2014）通过问卷调查和实验法研究了大学生对影视剧中吸烟镜头的认知态度与情感偏向，发现大学生对影视剧中的吸烟镜头习以为常，反感程度不高，认为吸烟行为作为一种社会化现象已经得到了大学生群体的伦理认同。

3. 控烟报道研究

新闻媒体的报道是民众获得控烟相关科学知识与政策的重要渠道之一。2008 年出版的《控烟报道读本》（李希光，周桓宇，2008）从烟草与健康、烟草经济、烟草行业和相关政策四方面系统讲授了控烟知识，选取与主题相关的新闻作品进行辅助解析，具有知识普及和实践价值。书内附有周恒宇（2008）对《北京日报》《河南日报》和《云南日报》2005—2006 年有关烟草的报道进行研究，发现上述三家媒体的议题分别集中在控烟、企业和烟草行业，议题建构均呈现明显的"事件性"，烟草企业及其主管部门成为强势信源。

有关媒体控烟报道的研究，国内学者的研究视角相对比较集中，有学者聚焦某一媒体的控烟报道进行研究，陈虹、郝希群（2013）从恐惧诉求视角入手研究《人民日报》2006—2011 年控烟的相关报道，认为使用信息测量的类型较为单一，恐惧诉求水平低，未能达到最佳说服效果。袁军、杨乐（2010）同样以《人民日报》为研究对象，研究了1996—2008年该报控烟报道的变化趋势以及议题设置的报道特点和建构策略。冯潇、夏彬（2016）对都市报《茶城晚刊》（云南省普洱市）2015年对于烟草及控烟的报道进行分析，发现该刊控烟话语与烟草话语力量悬殊，州市一级的都市类报纸几乎不涉及烟草控制的议题，地方政府对于烟草产业的高度重视和支持从根本上限制了控烟报道的刊发。

还有学者研究了地方控烟报道，如晋群、宋红霞（2011）研究了云南2008—2010年所有烟草业和烟草控制的新闻报道，认为在烟草业新闻占据绝对优势的环境中，云南控烟报道艰难起步，媒体"控烟"话语依旧微弱。

中国人民大学研究团队（胡百精，冯雯婷，陈明子，2012）通过抽样分析2009—2011年三年间媒体有关控烟和烟草行业相关首发报道1474篇，回溯了大众媒体的控烟传播图景和传播模式，分析出媒体报道的主要控烟议题、主要信源、诉求方式、手法媒体以及主要倡导对象，提出了从媒体话语、意见领袖和控烟文化三个维度切入以改善优化当前控烟传播模式的建议。（胡百精，黄彪文，冯雯婷，2012）黄彪文（2016）探讨了履约背景下中国控烟的媒体报道图景，通过选取2012年1月1日至2016年12月31日五年间中国主流媒体和门户网站发布的与控烟相关的新闻报道进行抽样编码研究，分析了9086篇报道的议题内容、消息来源、发布媒体类型、报道题材、报道调性、修辞手法、倡导对象以及诉求角度等，研究认为，中国控烟事业逐年进步，但烟草消费量也在逐年上升，尽管媒体控烟报道增加，但存在议题板结化趋势，缺乏进入公共讨论议程的价值。Junling Gao（2012）描述2000年至2010年中国报纸烟草控制相关问题的新闻报道，分析了烟草控制主题，文章类型、观点和文章起源的变化模式及其关系。研究认为全国性报纸上的文章更多地报道了烟草的危害以及烟草广告的禁令。新闻报道的重点是监测烟草使用和无烟活动，而社论则侧重禁止烟草广告、青少年使用等活动。致编辑的信件主要关注吸烟、提高税收和戒烟的危险。总体来说，中国报纸越来越重视烟草控制，但报道仍然低于美国和澳大利亚。

不少学位论文也关注了这一议题，除了对某一报纸或网站进行长时段的控烟报道分析外（李娟，2015；张靖，2012），也有针对不同媒体间报道的比较分析（顾燕，2012；罗元，2011；赵微，2009），上述研究大部分结论体现出控烟报道阶段性、事件性现象严重，议题雷同性高，消息来源采用不平衡，对政府作为过度呈现，忽略了其他控烟力量，控烟措施流于空洞等问题。

4. 新媒体的控烟内容分析

马凯（2015）对三家有代表性的以控烟为主题的微博（卫计委控烟传播活

动、上海控烟、控烟集结号）的内容与传播效果进行研究，并从形象塑造、关系建设、信息发布、整合传播等方面提出新媒体时代下控烟传播的策略建议。毕彤彤（2015）对新浪微博上主要控烟宣传账号进行内容分析，发现主要控烟账号的宣传力度不够，"主题活动"是主要议题内容，"行动呼吁"是重要说服手段，视觉化传播是主要表现形式，全国性和区域性的微博采用不同的说服手段，政府机构的微博语言更中性。靳雪征等（2013）研究了新媒体环境下控烟微博传播的过程效果。通过 2011 年 5 月至 2012 年 7 月的监测数据，从信息设计、关系互动等维度对卫生部控烟官微进行分析，提出了形象塑造、关系建设、信息发布和整合传播的策略。还有学者研究了新媒体对于大众防烟/控烟态度的正面影响（吴散散等，2017），认为新媒体对大众控烟态度的正面影响逐渐显露，并受年龄、吸烟情况和控烟知识关注度等的影响，与性别和受教育程度无明显关系。

（三）与烟草相关的其他研究

烟草的符号隐喻：黄顺铭、陆勇（2005）对刘翔版白沙广告进行了符号学的分析，认为烟草广告的意指实践中采取了换喻修辞、伪驱动力和传奇叙事的技巧，将烟草集团塑造为"蒸蒸日上""阳光健康""拼搏向上"和"雄心壮志"的形象，遮蔽了吸烟的危害性。吴婷婷（2014）通过内容分析和符号分析研究了大众传播文本中对烟草符号性的隐喻，认为"烟草使用不仅仅意味着是种享乐习惯，助人消除烦恼，也成为彰显冒险精神的方式之一。财富成功这一隐喻更是在大众传播中得到进一步的渲染"。

在此基础上，也有部分学者从健康传播视角对控烟传播进行研究综述，刘婷婷、刘欣娟（2015）认为控烟传播主题广泛，权责不明晰；社交媒体将成为控烟传播主力；控烟的网络热度长期处于低位，作者对百度指数和新浪微博"微指数"进行了佐证。对于控烟传播的研究，本书认为，研究对传播效果的关注不够，研究广度有待拓宽。

第五章

文献评述与研究问题提出

　　媒体与控烟运动在中外学者的研究图谱中都是比较重要的健康传播议题。结合上文对比可以发现，国外控烟运动研究开展得更早，研究成果丰富，研究范式相对成熟，积累的研究成果对我国的控烟运动研究有所启发。但需要认识到我国的控烟运动根植我国的历史社会情境中，有一定的本土性和特殊性，化用国外的经验需要进一步验证。同时本土性的经验也丰富了全球控烟运动的研究成果。

　　整体而言，WOS 数据库所收录文献体现出的国外学界对于控烟运动的研究更加偏向具体微观的维度，如二手烟危害、青少年定向禁烟广告等，而国内学者在研究控烟运动时，角度更加宏观，议题漫射更加多元，除了具体的效果评估外，更倾向呈现出控烟局面的在地性和复杂性。

　　在健康传播视域下，国外研究更加侧重对作为健康宣导计划的控烟项目的效用评估，而在国内，这方面的研究比较少，即便有，也往往是大而化之的描述和经验总结，缺少信度效度的科学性，实践推广价值略显不足。

　　关于烟草广告的研究则是国内外学者研究的重点。除了早期对于广告频率、恐惧诉求的验证外，近年来，关于情绪和记忆理论的加入极大地丰富了控烟广告效用的测评维度。

　　在媒体控烟报道上，国外学者认为针对烟草业欺骗行为的激进媒体宣传活动是最有效的，但由于我国烟草产业的特殊地位，这一点在国内的研究中得不到体现。国内外学者对于控烟报道的研究维度呈现出越来越细化的趋势。但是国内学者的研究，其落脚点往往是提升媒介的传播效果或规训个人的吸烟行为，而国外学者的研究更倾向倡导公共政策，并非直接改变个人行为。

　　在控烟运动与新媒体的研究维度上，WOS 数据库所收录的文献呈现出学者的研究旨趣，更多地集中在新媒体的交互式沟通为健康传播的研究范式带来的新变量和研究空间，而且根据研究调查，国内有关新媒体控烟运动的研究还是集中在新媒体平台上控烟信息、控烟报道的监控和效果评估。

　　总体而言，国内外有关控烟运动的研究给本书提供了诸多智慧和理论工具。尤其基于跨学科控烟运动研究，本书明晰了我国控烟运动的复杂性和反复性，从而对参与控烟运动的主体及其关系进行推导和演绎；另外，健康传播视域下的控烟研究为本书提供了具体的研究维度和路径工具。

第一节　基于文献推演的控烟主体与关系

　　根据上文的文献梳理，在中国控烟运动的语境中，我们无法单纯地将参与控烟运动的所有主体归类于"支持控烟"或"反对控烟"两个派别中。尤其在全球化的时代背景下，任何主体都会被卷入社会转型的洪流中，在控烟博弈中，选择能使自己利益最大化的策略。具体来说，控烟行动博弈中最为显著的几类主体有着各自独立的立场和诉求。

　　政府：对于政府而言，控烟是其与世界接轨、重视国民健康的决心和担当。负责任的大国形象的构建离不开一诺千金的郑重和威严。承诺的成本越高，价值越大，最大的成本无疑是控烟带来的利税损失和社会不稳定风险。这就意味着需要调和政治、经济、社会的平衡。

　　中国实行烟草专卖制，国家烟草专卖局和中国烟草总公司是"政企合一"，属于商业单位，烟草企业为中央政府贡献的利税占中央税总额的 8.32%，中央财政对烟草业的依赖性很大。[①] 2007 年国务院成立的《烟草控制框架公约》履约领导小组是以工信部为组长单位，包括国家烟草专卖局在内的八个成员单位联系和协调中国的控烟工作。烟企控烟导致我国控烟措施无法摆脱烟企利益的影响。2018 年中共中央办公厅 国务院办公厅公布了关于调整工业和信息化部职责的通知，工业和信息化部牵头《烟草控制框架公约》履约职责，划入国家卫生健康委员会。所以在国家层面，控烟已经分为两个阵营——以卫健委为代表的积极控烟行动者与以烟草局为代表的消极控烟行动者，其中的博弈与平衡不言自明。

　　我国幅员辽阔，"中央与各个地方所构成的二元生态之间便存在着共生、合作、支持、补充、对话与潜对话、竞争、冲突、对立，甚至二律背反等复杂可能"（胡正荣，张英培，2019），中央与地方对待烟草行业也存在区别。有研究显示，虽然就全国平均而言，地方财政对烟草行业的依赖性较小，但是在烟草

[①]　中国控制吸烟协会. 控烟必须政府先脱"烟瘾"［EB/OL］.（2012-05-30）［2012-11-24］. http://www.catcprc.org.cn/index.aspx? menuid = 4&type = articleinfo&lanmuid = 8&infoid = 3052&language = cn.

行业集中的云南、湖南、贵州等地，地方财政对烟草行业的依赖性极高。改革开放以来，中国进入经济快速发展时期，"以经济建设为中心"的发展策略让一些地方政府过度依赖本地的烟草业带来的财政收入，对烟草种植和烟草工业也给予了许多政策扶植，也有一些省市积极出台和执行控烟条例，并取得了一定的效果。也就是说，中央与地方、地方与地方对于控烟的态度颇有区别。

媒体：作为控烟运动博弈的参与主体，媒体同时肩负着呈现控烟博弈的功能要求。尽管中国控烟运动的推进离不开各个相关主体的一致努力，但是作为这个健康议题的重要承载者和各个利益主体的主要联结者，媒体的支持和有效配合对于中国控烟运动的动员和扩散具有无可比拟的重要性。有研究表明，媒体在公共健康的议题上的倡导能有力地促进健康议题的扩散，影响健康政策的出台（Dorfman L, Krasnow I D. 2014）。然而媒体内部同样不是整板一块，尤其近年来，在社会转型的时代背景下，我国媒体经历着传媒体制改革和技术形态变迁所带来的"双轨"变迁。从某种程度上说，中国媒介体制是一种多元体制，这源于商业逻辑与政治逻辑的交织并存（姜东旭，2019）。而且，该体制的一个特点是新闻专业主义同工具化属性之间存在着复杂关系（秦汉，2016）。

市场化给媒体带来的利益考量，让媒体在坚守公共性和专业性之余，需要与其他利益集团结盟，与政府讨价还价，与烟草集团交际周旋，与 NGO 联动合作，与民众互动协调，这种结盟或对峙不是稳定的，而是动态变化的，这就意味着媒体的倾向并不一定是完全统一的。同时，新媒体技术革命带来的冲击同样给博弈局势带来了巨大的改变，各种主体之间与媒体的关联不再是"命令-宣传""传播-接受"等单向的线性联结，而是变成复杂的关系网络和信息资本网络。变革中的媒体和媒体的变革对博弈局势的影响举足轻重。

烟草集团：根据理性经济人的假设，烟草集团追求自身利益最大化，扩张烟草售卖的版图和利润是他们在博弈场中的最优选择。但由于政策环境的"控烟履约"大背景，不得不做出让步，在"控烟"的口号下，不断变相进行广告营销，手段高明，变幻多端，且不断找寻政策的缝隙，巩固自身利益。在此期间，其与其他博弈主体的关系相对含混隐晦。媒体与其时而亲密和睦，时而锋芒相向。这种和平又对立的立场，从博弈场中各方策略与出招时序中或可见端倪。而随着新媒体技术的发展，烟草集团的营销策略变得更加隐蔽，依托互联网搭建的信息关系网、售烟手段越发灵活精准。

NGO：在许多成功履行《烟草控制框架公约》的国家和地方，非政府组织在推动控烟运动中发挥着重要的作用。在我国，非政府组织往往扮演的是政府合作者的角色，发展比较缓慢。以中国控制吸烟协会为代表的本土控烟组织具有半"官办"的性质，与政府的关系比较密切。虽然这并没有影响其在控烟运动中的动能，但可能会在"体制"问题上与境外的控烟组织相比更有所羁绊。而且随着时势变迁，整个社会环境也在发生变化，"对非政府组织的管控比以往要严"①。

民众：作为烟草产品的消费者、受害者，控烟运动的追随者、反抗者和沉默者，民众理应是控烟运动的落脚点，似乎也是最容易被忽略的行动者。在社会化媒体的时代，被赋权的民众在控烟运动中拥有了更多的话语权。尽管全球控烟运动开展得如火如荼，但改革开放前经济物资匮乏仍存在我国民众的集体记忆中，烟草消费的积习难以消除。吸烟者普遍存在将吸烟合理化的信念，成瘾者倾向强调小的即时利益（缓解压力、提神、社交等），而非遥远的收益（健康）。随着民众公共健康意识的不断增强，吸烟者和非吸烟者的权利权衡变得更加微妙。

如果将控烟运动的参与者、主导者、阻挠者和跟随者的身份立场进行梳理，可得到如下关系网络图。

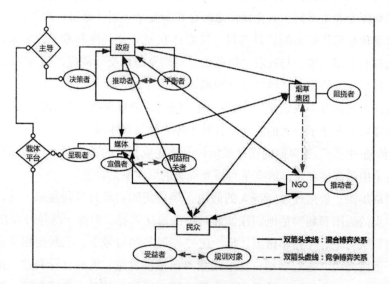

图 5.1　现实语境中控烟运动的主体关系图（作者自绘）

如上图所示，除了推动中国控烟运动的 NGO 和理性决策下追逐利益的烟草集团在博弈中角色比较统一之外，政府、媒体和民众都拥有对立或有所区别的

---

① 中国新闻网. 首部"中国控烟史"面世，近 7 年控烟效果喜忧参半［EB/OL］. （2018-05-31）［2022-11-24］. https：//www. chinanews. com/sh/2018/05-31/8526691. shtml.

身份特征。

对于政府而言，在控烟运动中，它是博弈参与者，也是政策制定者，更是博弈达成均衡的重要决策者，占有绝对的主导地位，但是政府这个概念在实际生活的语境中并不是整板一块，且不论中央与地方之间的推拉张力，即便是同一级别的政府机关内部，在控烟问题上也存在"支持控烟联盟"和"反对控烟联盟"两个阵营（洪宇，2014），所以对其身份界定分为三个层面：宏观博弈中的"决策者"、子博弈中偏向控烟的"推动者"和对控烟运动持保留态度的"平衡者"。

对于媒体而言，除了对博弈全局的记录和呈现外，出于政策规制和社会责任的考量，媒体中的一部分或一段时间内会成为控烟运动的宣倡者和推动者，而媒体的运营同样离不开资本的运作，所以追逐利益也是媒体生存的本能，在这一层面，媒体作为利益相关者，其行动动机可能与控烟倡导者截然相反，故对媒体的身份界定同样分为三个层面：相对中立的"呈现者"、支持控烟的"宣倡者"和与烟草集团态度暧昧的"利益相关者"。

民众作为控烟运动博弈的"落脚点"，是当之无愧的博弈参与者，但很难真正直接参与到博弈中，然而民众的集体利益，无论是集体健康的利益，还是行为自由的利益，都是其他主体进行博弈的筹码，在这其中，被忽略和遮蔽的民众也分为两个阵营，分别是控烟运动的"受益者"和被控烟运动管制规限的"规训者"。

上述五个主体中，除了烟草集团与控烟 NGO 之间明确的竞争博弈关系外，不同主体之间存在着混合博弈关系，即在不同的情境下既可能存在结盟合作，也可能剑拔弩张、势不两立。本书研究的媒介表征和数字媒介实践都将围绕这五类主体进行分析。

第二节　基于文献推演的具体研究问题

根据本书的研究路径和文献综述提供的智慧，本书主要致力于回答以下问题。

一、有关中国控烟运动的媒介表征是怎样的？

为了回答这个问题，研究力图从全局的、历时性的角度来考察我国媒体的烟草报道。

"控烟"报道不等于"烟草"报道。根据文献综述，我国相关研究大多侧重考察"控烟"报道，而忽略了"烟草"报道。烟草报道的篇幅在很大程度上是跟"控烟"对立的，如无全景视角，仅关注一隅，就忽略了媒体报道生态的大环境。

变迁研究视角有助于解析动态的流变过程。现有文献多是采取某个时期截面研究，单纯地考察媒体呈现，这种静止的截面研究无法发掘控烟运动媒介表征的流变。

对比研究方式可以细微考察差异。我国幅员辽阔，不同地域具有不同的烟草文化。虽然现有研究成果有分地域的媒体考察，但缺乏地域之间的比较，强调了统一性（周恒宇，2008），忽略了地域文化带来的差异。同时，现有文献对于控烟运动的多方主体之间复杂竞合关系缺乏系统的比较和分析。

基于上述研究思路，将研究问题细化为以下四个更具体的问题。

第一，时间脉络。从历时性的角度考察我国烟草报道发生了怎样的主题变迁？控烟运动的媒介表征是如何流动的？

第二，关键事件。吉登斯认为时间和时间经验并非当下即刻的集合，它们都有自己的存在语境和历史线索（赵旭东，2017：54）。那么在连续的时空中，媒体对烟草相关热点事件的报道带有怎样的历史语境，即还原到每一年，具体的关键事件是怎么样的？对控烟运动的整体表征产生了什么影响？

第三，地域差异。我国幅员辽阔，中央与地方之间不仅是上下层级的关系，在具体的问题中拥有一致或分裂的利益诉求，体现在烟道议题上，不同地区的地方政府和民众对待烟草的态度和倾向或有所区别，以烟草利税为筛选标准，不同区域的媒体如何呈现烟草议题？

第四，主体行动。控烟运动在中国是一个复杂而深入的问题，不同的利益群体会有不同的诉求和主张。在烟草报道的全局性卷轴中，参与控烟运动的五类主体是如何被媒介表征的？五类主体的话语诉求和行动偏向如何？

二、数字时代控烟运动的舆论表达是什么样的，即数字媒介实践是如何进行的？各主体间体现了怎样的互动？

紧扣"不同主体是如何在互动中达成共识的"问题，根据库尔德利（2016b：47）有关数字媒介实践领域的画像的启迪，研究可以从搜索、展演和发帖、评论等参与行为来进行数字媒介实践的考察。研究侧重从以下四个维度来透析。

第一，搜索。不同主体对于控烟运动的关注点和关注度不同，研究主要想考察通过不同主体的搜索习惯体现出注意力的差异如何？

第二，展演。即"展示和被显示"，新媒体给予了不同主体以极大的展示空间，为了突出控烟运动的主题，研究对社交媒体新浪微博的热门微博进行探查，通过历时的比较，分析不同主体在热门微博中的话语和情绪表达如何？有着怎样的侧重点？是否存在展演互动的规律？

第三，参与。网络公共事件是聚集不同主体进行复合型数字媒介实践的重要对象，在网络公共事件中，不同主体的发帖、跟帖、点赞、评论等行为体现的正是互动的过程，而在这个过程中，不同主体的意见框架和情绪框架是如何竞争或融合的？最后是否达成了共识？

第四，其他实践。除了上述问题以外，控烟运动的民间倡导者是如何开展数字媒介实践的？他们是如何进行互动的？不同类型群体的控烟共识中是否存在重叠融合的可能？

通过对前两个问题的梳理，文章还想探讨从媒介表征到数字媒介实践，有关控烟运动的社会共识达成机制是什么样的？如何才能更好地从媒介取径促进控烟共识的达成？

为了回答上述问题，研究将从以下章节展开论述。

第二单元
媒体逻辑：中国控烟运动的媒介表征

第六章

历时性考察：控烟运动媒介表征的时间脉络

梵·迪克（2003：54）认为报纸（媒体）所传达出的意识形态或意见往往是社会的、制度的或政治的，而不仅仅是记者或编辑等个人意见的总和，这要求一种社会或社会结构方面的解释，他从社会认知理论的路径中得到启发，认为对媒体的话语分析可以阐释共享的社会表征及其在社会语境中的获得与使用。

第一节 研究对象的选取和处理

与议程设置研究中对于媒体选择和议题显著性处理有所区别，为了回溯和还原媒介表征，研究采用数据挖掘技术考察了中国境内外所有中文媒体的平面文字媒体数据。

一、研究对象与关键变量

考虑到报刊文本保存和传播的完整性和权威性，以及中国控烟运动的关键节点——2003 年《烟草控制框架公约》的签署，研究收集了从 2003 年 1 月 1 日至 2018 年 6 月 30 日慧科新闻数据库中所有平面媒体有关烟草的新闻报道。慧科数据库是由香港慧科讯业有限公司研发的中英文媒体资源全文数据库，囊括了大陆和港澳台地区上万个媒体信息源，据该数据库报告，自 1988 年至今，存储 21 亿万篇文章，基本实现了境内外中文媒体的全面覆盖（罗嘉，2016）。需要说明的是，尽管慧科数据库收录了大部分大陆平面和网络媒体，但是部分媒体在收录时间的起止上并非从 2003 年至 2018 年全时间段：一是由于版权或其他因素，媒体文本收录中或有年份缺失；二是部分媒体在 2003 年尚未创刊，或在 2018 年前已停刊。

该数据库支持逻辑搜索，在标题和内文中检索包含关键词"烟草""烟"，排除"烟花""烟火"，或题文包含"控烟""禁烟""无烟"中任意一词的所有报刊报道，经过筛选和初步清洗，共得到中国大陆和港澳台地区报刊（含重要通讯社）媒体 1021 个，报道文章 282144 篇。

对搜集的数据进行整理，包括对获取的新闻文本进行时间、媒体地区分类等。为了方便开展 LDA 主题建模分析，研究对数据进行了分词处理和过滤停用词。分别采用了 Java 软件包的 jieba 分词引擎，对分词语素和特殊词汇进行限制，结合"哈工大停用词表""四川大学机器智能实验室停用词库""百度停用词表"以及网络上较大的一份无名称停用词表①，对数据进行清洗和多次调试后，分词效果准确率提高，随后进行主题建模分析。由于慧科新闻数据库也收录了除大陆外港澳台等境外媒体的数据，考虑到主办主管单位和发行地域的区别，在分析中剔除境外媒体的报道。

二、基于 LDA 主题建模的框架提炼

以年为单位对数据进行 LDA 主题建模，按照主题对关键词的覆盖率不低于90%，且主题间关键词出现频率差别最大化的原则，将主题数设为 10，可得到各年的主题关键词表，根据 LDA 的算法特点，通过对同一个话题关键词的归纳提炼，可以推测出该话题的基本主题。

由于主题词袋中的词汇出现频率、词义方面都需要人工演绎，所以研究者结合建模结果，回溯了新闻语境，对新闻主题框架进行归纳和总结，其中各年数据体现出一定的异质性。为了更加准确地还原烟草报道的全景和全貌，研究者经过多次比较，将 LDA 主题建模提取的主题结果归纳概括为四大类别。

第一，烟草经济贡献。烟草产业与经济增长和税收贡献相关新闻，关键词为"经济""增长""亿元"等，将该话题关键词还原到新闻样本上可以发现，一般是从宏观层面报道烟草行业的经济贡献，出现在总结性或比较性的专题新闻中居多。

第二，烟草经营管理。有关烟草生产、销售、品牌建设、进出口贸易的新闻，话题多涉及农业、工商、税务、经营和消费等方面，包括地方烟叶生产，烟草专卖局政策新闻，烟草组织重组、投资等行业工作动态。

第三，烟草相关人物和事件。与烟草相关的其他新闻和人物，如"烟草大王"褚时健、"烟草院士"谢剑平等，或因烟草引出的有争议性的事件，如"天价烟局长事件""烟草希望小学"等。还有部分话题涉及"烟草文化"，如雪茄消费、烟标收藏等。

第四，控烟宣导与履约。包括以下几方面：①与健康相关的话题，如吸烟

---

① 舟尔. CSDN 博客［EB/OL］. (2018-09-23)［2019-10-24］. https：//blog. csdn. net/ qq_ 22022063/article/details/78952631.

引起的并发症，二手烟带来的健康隐患；②烟盒烟标包装上的健康提醒问题；③青少年烟草防护教育问题；④禁止烟草广告和减少影视作品中烟草镜头的问题；⑤其他国家地区的控烟经验等。

第二节　时间脉络

通过对十六年的数据进行编码和统计，我们提出研究问题 R6.1：2003—2018 年，中国烟草议题的媒体呈现趋势是怎样的？从阶段性的时间划分上看，各个主题的分布与现实情境存在着怎样的联系与区别？

一、渐进与断裂——中国烟草议题媒体呈现的时间脉络

下图显示了烟草报道四大类主题在 2003—2018 年的分布情况。① 分布量占有绝对优势的主题是"烟草经营管理"和"控烟宣导与履约"，其他议题虽然在每年中都有所体现，但数量比例远远不及前两类主题，其中"烟草经营管理"在大部分年度是分布最广的话题，验证了学者早前提出的控烟议题"板结化"特征。

从整体来看，"烟草经营管理"对比"控烟宣导与履约"占据了绝对优势。尽管 2003 年我国签订了 WHO《烟草控制框架公约》，但在烟草专卖制度的大背景下，烟草相关新闻中控烟的比例在数量上仍处于弱势。

结合中国重要控烟制度与时间矩阵，以国家签订《烟草控制框架公约》和出台相关烟草政策为主要时间节点，将 2003 年至今的时间划分为四段：前履约阶段 2003 年 1 月 1 日—2006 年 12 月 31 日，赴约阶段 2007 年 1 月 1 日—2010 年 12 月 31 日，补约阶段 2011 年 1 月 1 日—2015 年 12 月 31 日，后赴约阶段 2016 年 1 月 1 日—2018 年 6 月 30 日。

对四个阶段的报刊样本做主题建模分析，可得到上图的主题演变趋势（其中，数字代表的话题占比是以四个阶段时间为分析单元，对文档进行重新分析后，基于主题聚类的概率累加）需要注意的是，由于数据集的变化，模型对于主题关键词的判别与分年度的关键词有了一些变化，部分主题在阶段性时间内

---

① 其中数字代表的话题占比以年度为单位，基于主题聚类后的概率累加。

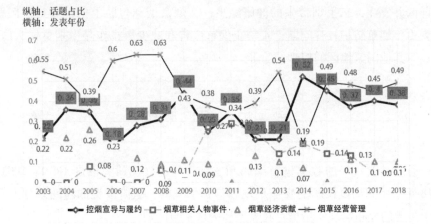

图 6.1　2003—2018 年度主题分布

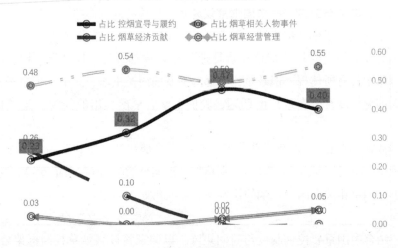

图 6.2　四阶段主题演变趋势

失去了原有的讨论热度，同时其他话题聚集度更高，更加直观地展示了各个主题在不同时间阶段的流行程度。

　　"赴约阶段"的四年来，控烟话题得到了小幅度的增长，而烟草财政贡献的话题下滑。这一方面与中央政府逐步推行控烟进程有直接关系；另一方面，越来越多的媒体开始采纳 WHO 报告中烟草行业对经济发展消极影响的观点。但烟草经营管理的框架却持续走高，这是因为中国烟草业在"十一五"期间高速发展，对国家政府收入的贡献（税收和利润的组合）从 2006 年的 253 亿元人民币增加到 2010 年的 6050 亿元人民币，约 19% 的年增长率。①

在"补约阶段"中，我国最高领导人习近平被世界卫生组织总干事陈冯富珍赞为"戒烟模范"，且其夫人彭丽媛于 2009 年成为中国控制吸烟协会的形象大使。② 配合习近平推行的一系列反腐运动，控烟运动也在履约失败后产生了强劲动力。

2015 年是具有标志性意义的一年，尽管控烟运动尚未达到 FCTC 的标准，但在靠近标准的路上更近一步。2015 年 6 月，北京"史上最严禁烟令"《北京市控制吸烟条例》实施。同时，2015 年的烟草销量自 1999 年以来首次出现下降。补约的五年间，政府层面的行动明显增多，媒体形态更加多元化，报刊作为比较权威和深度的信息源，在烟草报道的内容上也显示出了一些明显的变化。这一阶段可以显见的是控烟履约主题报道量的大幅提升和烟草经营管理主题报道的首次沉降。

史上最严禁烟令实施之后，各地相继出台了一系列控烟措施，但是国家层面的控烟法令依旧在讨论中。同时，受国际经济形势低迷的影响，烟草行业动态得到了更多的关注和讨论，在多重压力的困境中，控烟话题在"老生常谈"中，呈现疲软态势。这一阶段，社交媒体的发展已经蔚然成势，一些与控烟相关突发事件的发生和发酵，让报刊媒体与社交媒体不断互激循环，于是在后赴约阶段，可以看到"烟草相关人物和事件"的报道有所提升，而控烟话题则出现了下降。

回应研究问题 R6.1，整体观之，媒体控烟议题存在阶段性报道高潮，即"运动式宣传"的特点。

二、变迁与衍化——烟草报道词频分布

（一）基于语料库话语分析的计量方法介绍

上文分析主要聚焦全部媒体文本的主题聚类，为了更加深入地探讨媒体文本中所呈现的话语秩序和隐含的社会文化结构，引入批判性话语分析（Critical Discourse Analysis，CDA）方法，采用基于语料库的分析工具进一步探讨控烟运动的媒介表征。

国内外很多学者运用语料库方法对媒体文本进行了批判性话语分析研究。

---

① 中国政府网.2010 年我国烟草业实现工商税利 6045.52 亿元［EB/OL］.（2011-01-18）［2019-10-24］.http：//www.gov.cn/jrzg/2011/01/18/content_ 1787549.htm.

② 观察者网.戒烟模范习近平［EB/OL］.（2016-08-30）［2019-10-24］.https：//www.guancha.cn/zhuangpinhui/2016_ 08_ 03_ 369876.shtml.

David F. Ayers（2013）通过对 1960—2011 年 165 期社区学院期刊 326 万字的语料库进行分析，探究本土教育机构的组织逻辑如何反映全球政治经济中不断变化的权力关系。Baker P（2005）根据 2003 年出版的联合国难民事务高级专员办事处网站上的一系列英国报纸和文本数据，对难民和寻求庇护者的话语进行了基于语料库的分析。在报纸文本中发现了将难民定为"包裹""侵略者""害虫"或"洪水"的话语，同时在难民专员办事处的文本中也发现了负面话语的案例，揭示了忽视主流话语是多么困难。2008 年，他研究基于对英国有关难民、寻求庇护者、移民等（统称为 RASIM）的新闻文章的 1.4 亿字的分析，讨论了搭配和一致性分析等过程如何能够识别 RASIM 的常见表示类别，以及将分析引导到代表性文本以进行定性分析。

郭文平（2015）运用语料库的方法分析了台湾三家报纸的宏观经济新闻报道，发现宏观经济新闻经常出现简化的经济成长率描绘、系统性的归因论述，同时经济成长被视为政府可管理的事务。"而就新闻及媒体字汇使用研究而言，一项经常被提出的观点：新闻报道的字汇选择本质上是反映现实情况，或引用原始受访者的语汇运用。这样的观点基本上不去质疑语言文本中字汇运用所涉及的意识形态与价值观点。"而另有研究共同体认为："新闻中关于社会事件描述的字汇使用经常是'不平衡的'，某些具有意义字汇常在新闻报道中'缺席'，即便是间接引用、描绘社会事件，字汇运用仍然是具有价值判断的实践活动，也呈现新闻工作者的偏好。"[①] 杨娜、吴鹏（2012）从新闻文本的词频、索引、搭配等出发，分析 1980 年至 2011 年《纽约时报》三十一年间关于中国妇女的新闻报道，发现语篇的句法结构、问题词汇、短语搭配等建构了落后、贫穷、保守的中国妇女形象，且基于美国传统价值观下的新闻报道带有一定的态度倾向。钟馨（2018）选取了英国全国性报纸中"一带一路"相关新闻报道，语料总共有 143 篇新闻文本，共计 18278 个字符，覆盖 12 份英国全国性报纸、4 个新闻网站和 1 个新闻来源，分析了英国媒体对于"一带一路"话语的意义建构。

综上所述，本研究力图通过基于语料库的研究方法，总结烟草报道文本与烟草社会表征的变迁，通过文本与话语分析，放置于社会实践的语境中，梳理语篇与事件背后各行动主体的关系和权力的博弈。

（二）基于词频统计的烟草表征演变

词频统计是语料库最基本的方法，从高词频的词中可以分辨出语料库总词

---

① 转引自：郭文平. 字汇实践及媒介再现：语料库分析方法在总体经济新闻文本分析运用研究［J］. 新闻学研究，2015（125）：95-142.

汇的分布（钱毓芳，2010），同时可以通过语料库检索工具观察这些高频词左右共现的固定搭配即词丛，从而为我们辨别话语隐含的意义提供重要的语言使用例证。由此提出研究问题 R6.2：整体报道文本的词频统计情况如何？在年度和阶段的划分下，呈现出什么样的趋势和特点？

本语料库根据上文中收集的282144篇新闻报道，在进行 jieba 分词和停用词处理后，对分词结果进行转码，转码为 Unicode 格式以便结合语料库分析软件 Wordsmith Tool 4.0 和 AntConc 3.5.8 进行量化统计和质化分析。通过对语料库的高频词汇进行整理分析，发现数据库中的词汇类型有 285851 种，词汇数为 13336462 个。根据 Donohue（1973）提出的高频词和低频词的界分公式：其中，I_1 是词频为1的词的个数，T 为高频词中的最低词频数，也即区分选取高频词的临界值。

$$T = \frac{1}{2}\left(-1 + \sqrt{1 + 8 * I_1}\right)$$

可计算出高频词的临界值。在本研究中，I_1 为 130068，计算出的 T 值为 510，即词频在 510 以上的词汇可以归类为高频词，由于语料库体量过大，词频为 510 及以上的词汇共 3387 个，为了更简明地呈现出烟草报道的用词整体情况，研究统计了十六年间媒体报道中出现频次排名前 100 的词汇（除去数字和符号），如下表所示。

表 6.1　媒体报道排名前 100 的词汇

排名次序	出现次数	词汇	排名次序	出现次数	词汇
2	205074	烟草	59	17761	烟叶
8	75060	月	60	17667	近日
9	64580	吸烟	61	17661	部门
10	57317	日	62	17580	无烟
11	57196	年	63	17411	他
13	50908	控烟	64	17368	市
14	49329	记者	65	17178	进行
17	41591	禁烟	66	17052	集团
18	41392	工作	67	16926	全国

续表

排名次序	出现次数	词汇	排名次序	出现次数	词汇
19	41146	公司	69	16621	大
20	40694	企业	70	16354	项目
22	39377	中国	71	16081	服务
25	35907	健康	72	15942	管理
26	33185	发展	73	15900	亿元
28	30453	卷烟	75	15656	我
30	29777	公共场所	76	15592	市场
34	27135	行业	77	15060	一个
36	25203	本报讯	78	14808	据
39	23827	烟	79	14807	实施
40	23050	人	80	14673	全面
41	22860	活动	82	14591	国家
42	22459	香烟	83	14525	我国
44	21314	有限公司	85	14221	条例
45	20978	建设	87	13832	宣传
47	20708	戒烟	88	13677	无烟日
48	20702	新	89	13498	单位
49	20194	开展	94	13271	说
50	19765	产业	95	13191	云南
52	19349	工业	96	13190	经济
53	18735	控制	97	13072	农业
54	18664	世界	98	12872	通过

排名次序	出现次数	词汇	排名次序	出现次数	词汇
56	18359	生产	99	12618	时
57	18267	烟草专卖局	100	12600	目前
58	18249	今年			

上述词汇已将无法判断其表意的介词、连词、量词等虚词略去。与研究搜索词相似，烟草相关主题词的总量最为庞大，如"烟草""吸烟""控烟""禁烟""卷烟""烟""香烟""戒烟""烟草专卖局""烟叶""无烟""无烟日"，等等，一共出现了526885次，占据前100词的15%；经济类词汇如"公司""企业""行业""有限公司""建设""产业""工业""生产""集团""项目""亿元""市场""经济""农业"等，占比仅次于烟草主题词汇，共出现299900次，占前100词的8.6%左右；在新闻报道中，表示时间和地域的词汇出现总量相应比较多，如表时间的"月""日""年""今年""近日""时""目前"等，在前100词中出现比例为7.2%，地域词汇如"中国""公共场所""世界""市""全国""国家""我国""云南"占比为4.7%。值得注意的是，在地域的词汇中有且仅有云南这一个省出现在了前100词，可见云南作为烟草大省和控烟大省在全国媒体报道中的显著地位。

通过上述分析可以简要看出经济类词汇在烟草相关报道中占据了重要的地位，而前100词中与控烟直接相关的词汇，如"控烟""禁烟""戒烟""无烟""无烟日""健康"出现了180371次，占前100词的5.1%，从整体来看，似乎在烟草相关报道上，经济类词汇的比例要略高于控烟类词汇，然而对于词汇的分析仅仅是从词频的角度出发，与主题建模分析不同，我们不能断然通过词频的数量来判断文章的倾向，也就是说，这并不意味着在全国媒体有关烟草的报道整体中，都重"经济"轻"健康"，但这暗示了一种趋势，至少从累积的报道整体文本上看，偏向烟草控制或健康推广的整体报道比例并不可观，这在前文的讨论中也得到了类似的结论。但对词频的统计结果并不仅仅为了印证前文，而是需要通过对词语含义和比例的把握，得到更加细致的发现。

为了分析烟草报道的"习惯性"和"趋势性"，研究以前文所述的四个时间阶段为单位，对每一阶段的烟草报道进行了词频统计，选取了排名前50的词汇，对连词、量词和无法清晰判断意旨的动词进行剔除。（数字代表词汇在各阶段的词频占比，其中未出现在前 50 的词汇占比记为 0）为了更加直观地展示出四个阶段烟草报道的流变趋势，研究按照时间顺序，将词汇占比进行了降序排列，即以 2003 年至 2006 年高频词汇为首要排序标准，依此呈现出四个阶段的词汇分布，即横坐标中的词汇是以第一阶段（2003—2006 年）高频词汇从高到低排列，未出现在第一阶段前 50 的词汇分别按照时间阶段顺序依次排列，可以说从前到后、从左到右的词汇分布基本反映了十六年来高频词汇的变化趋势。

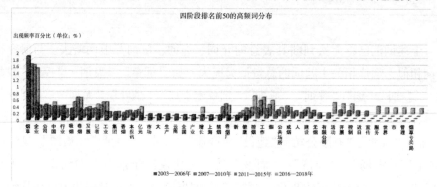

图 6.3   2003—2018 年四阶段排名前 50 的高频词分布

词语只有在具体语境中才能衍生出完整和具体的表意系统，但这并不妨碍我们从单个词汇入手，从整体规模和趋势分析媒体所表征的社会语境中对于烟草的态度倾向。图 6.3 展现的词汇中，"烟草"作为研究主题，当仁不让地处于四个阶段的首位，而与经济相关的"企业""公司""行业""市场""亿元"等词汇则随着时间的推移，占比越来越小，同时，与控烟议题相关的"禁烟""健康""控烟""公共场所""戒烟"等词汇则随着时间的推移，提及率越来越高。在词汇分布的语义转承中，聚焦个人习惯的"吸烟"虽小幅波动，但始终保有较高的频率，而"健康""公共场所"等词汇则随着时间的推移，占比越来越高。值得注意的是，"中国"一词在四个阶段提及率比较高，随时间推移，略有减少，同时表地域范围的词汇"云南""上海""全国"等仅出现在第一阶段，第二、三阶段出现的"公共场所"一词表征着更加微小和具体的场所，第四阶段出现了高频词汇"世界"。综上回答了研究问题 R6.2 提出的词频分布问题。

从以上词汇分布的趋势和特点来看，研究认为，通过审视全国媒体烟草报道词频，可以做出以下推论。

1. 从"经济的中流砥柱"到"健康规训的焦点"

从四个阶段的词义流变和趋势分布可以看出，在前两个阶段，尤其第一阶段中，烟草报道围绕着其作为经济发展的重要产业的属性，强调其产业链条和增长规模，此时"云南"和"上海"作为烟草贸易成绩较为突出的中心地区，还在前50高频词中榜上有名。而从第二阶段开始，"禁烟"话题的比重增大，同时出现了"健康""公共场所"等词汇，表明从这个阶段开始，烟草控制的议题已经逐渐撼动烟草经营贸易报道的中心地位。到了第四阶段，"健康"已经成为仅次于"烟草"的高频词，可见近年来烟草报道已多将其与健康挂钩，成为健康规训的焦点。

2. 从"个人消费习惯"到"公共领域议题"

烟草作为消费品的属性在第一阶段"经济贡献"属性的对比下并不显著，而在第二、三阶段，"吸烟"是排名第二的高频词，即作为个人消费习惯的吸烟行为频频被提及，尤其在第三阶段，与"吸烟"同时被提及的还有"公共场所"，也就是说，公共场所吸烟的行为已经日渐成为媒体报道的重点之一。社会表征中对烟草的认识越来越全面，吸烟不仅影响着吸烟者自身，也是公共场所其他人群共同面临的健康问题。

3. 从宏大叙事到微观表达

梳理四个阶段的高频词，也可以看出媒体报道的整体变化，从关注宏观经济命脉的增长到聚焦控烟工作的中观部署，再细化到个人健康问题的宣传管理，高频词汇的变迁反映出媒体在社会变迁中角色的变化，媒体越来越细化，关注点也越来越分散，而在这种变化趋势中，越来越多媒体的报道议题选择贴近生活，服务微观个人。在这种转向中，视点和观点都越来越泛化、碎片化，既有放眼世界的广阔，也不乏微观镜像的拼接，媒体所呈现出的有关烟草的社会表征，不论全景扫描，还是细节勾勒，均呈现出了"微观化"的可能性。

第三节　社会变迁与关键事件

在基于语料库的分析方法中，关键词"keywords"往往指涉的是在文本中出现的次数至少多于用户指定的最小频率，或是其在特定文本中出现的频率与其在参考语料库中出现的频率相比较，具有统计学的意义（如 $P < 0.05$, df $= 1$）[1]的词汇。在这种情况下，高频词未必是关键词，而是与参考语料库相比，特定

---

[1] WordSmith Tools. Definition of Key-ness [DB/OL]. [2019-10-24]. https://lexically.net/downloads/version5/HTML/index. html? Key-ness_ definition. htm.

文本中所特有的关键性词汇。如本研究将每年的报道文本作为特定语料库，整体文本作为参考语料库，那么"烟草"等高频词就会成为"共性"，关键性（key-ness）排序较低，或直接呈现负关键性，而各年侧重的报道热点"特性"就会被凸显出来。事实上，以关键性高低排序为引擎，回到文本语境中，具有相似性的烟草报道就会被下移，而具有年度特点或新闻价值较高的报道就会更加突出，以此亦可判断各年与烟草相关的报道是如何呈现常规性与特殊性的，从而透过现象体察各行动主体的立场与话语策略，或提炼出其在社会变迁进程中的媒介逻辑与行动策略。

一、关键词提炼的方法路径

在进行关键词的提炼过程中，研究选取了 AntConc3.5.8 作为分析工具，对关键词的提炼统计采用了 Log-Likelihood（4-term）对数似然检测的方法，在统计阈值上设定 $P<0.05$（+Bonferroni），计算的主要指标包括词频、关键性指数、效应量（相对差系数 Difference Coefficient Relative）及关键词。

由于文本量较大，每年的文本将选取关键性指数排名前 20 的词汇，剔除不符合效应量的词汇（效应量太小，意味着即使达到了显著水平，也缺乏实用价值，故取效应量 $d \geq 0.5$）后进行分析。

为了分析社会变迁中，关键词所呈现出的时代变迁与重大事件，研究以年度关键词为抓手进行梳理总结。在获取关键词后，运用 AntConc 的索引工具 Concordance 查阅关键词所在语境，通过 File Vie 工具还原到具体文本中，归纳总结核心新闻事件。

二、2003—2018 年度关键事件梳理[①]

表 6.2　2003 年关键性排名前 20 词汇

排名[②]	出现频率	中心性（LI4）	效应量（d）	关键词
1	432	957.33	0.771	取消
2	269	948.85	0.8933	特种

---

① 数据来源：自建媒体烟草报道语料库。

② 词汇按关键性大小排序，在去除了效应量不满足 0.5 的词汇后，保留了原表排列顺序。表 6.2—6.17 亦做相同处理。

续表

排名②	出现频率	中心性（LL4）	效应量（d）	关键词
4	161	716.96	0.9415	非典
6	218	618.63	0.8393	浪潮
9	542	566.14	0.5579	卷烟厂
10	233	558.09	0.7931	F
11	569	522.21	0.5242	许可证
12	211	468.96	0.7719	收取
13	110	462.91	0.9309	许可证费
14	110	456.98	0.9284	摆卖
15	102	432.72	0.9324	从明年起
16	277	420.55	0.6617	信息化
17	165	404.91	0.7998	馆
18	101	375.44	0.9052	工本费
19	216	364.73	0.6925	软件
20	199	356.48	0.7096	进口

当回归到社会历史的语境中，不难发现，以上各词汇组成了 2003 年与烟草相关的大事件。而首当其冲的便是 2004 年 1 月 1 日起，特种烟草专卖零售许可证（简称"特零证"）取消，以及由此带来的一系列讨论。而这一行动的内驱力是遵循世贸组织 WTO 协议的相关规定，烟草行业要融入国际市场，便要接受国际市场的考验和冲击。取消特零证标志着卷烟零售商只要持有普通许可证，即可摆卖进口卷烟，但并不代表卷烟市场的全面开放，引进了"优胜劣汰"的法则，倒逼烟草集团在 2003 年进行了高强度的工商分离和兼并重组。经济体制改革中，牵一发而动全身，何况整个烟草行业面临着大变局，这也解释了为什么上文分析中 2003—2006 年有关烟草的报道往往与经济相关，或者说有关烟草经贸的报道相对较多，一方面烟草体制改革体量重大，关系这个国家的税收和

经济发展；另一方面，媒体报道需要营造积极的舆论环境以"提振信心"，在变革中求稳求进。这不仅仅是国家和市场与媒体的"合谋"，也是媒体在当时的社会氛围中所形成的媒体逻辑。

2003 年的非典事件不仅给中国公共卫生领域带来了巨大的冲击，这种震荡在传媒领域同样掀起巨波，媒体在非典中的表现暂且按下不表。回归语境发现，在与烟草相关的报道中，一方面媒体积极报道抗击、防治非典的积极行动，表彰在"非典战斗"中捐款支援的各地烟草集团；另一方面，当年盛行的传言中竟然有"吸烟防非典""烟民不易感染非典"这样令人哭笑不得的伪科学知识，而当我们认为烟草对肺部的伤害已成为医学常识时，不少地区的非典防治物资中竟然出现了卷烟，于是不少媒体对这一现象进行了报道。这一现象同样给出启示：面对突发性公共健康事件，谣言比疾病扩散得更快，媒体如能以疏治堵，或在日常生活中更多地普及医疗常识，或可避免上述语惊四座、扰乱社会秩序的伪科学谣言。

而关键词中的 F 事实上代表的是 F1（世界一级方程式锦标赛），由于国际烟草禁令的影响，F1 向欧洲以外拓展市场，上海获得机会承办 F1 世界锦标赛2004 年至 2010 年中国大奖赛。这一新闻同样引来争议，国外烟草集团将在这项运动中不遗余力地进行广告宣传，与中国日渐起步的控烟事业形成了鲜明对比，也引发了一些争论。当然，上海成功地举办了 F1 相关赛事，国际烟草集团也在此过程中进行了赞助，媒体针对这件事的态度莫衷一是，这反映出控烟运动在起步阶段所面临的现实困境和相对孤立的舆论环境。

可以看出，2003 年关键词所展现的事件呈现了刚刚加入 WTO 的中国在面临国际化冲击时，政府、烟草集团、媒体等各方主体的行动与话语表达。此时，国际化的进程日渐提速，被时代的车轮卷携着前进，各方行动者都呈现出一种踟蹰和观望——破立之间又该如何取舍。

表 6.3　2004 年关键性排名前 20 词汇

排名	出现频率	中心性（LL4）	效应量（d）	关键词
1	723	897.23	0.6064	卷烟厂
2	292	731.65	0.8082	F
3	266	690.84	0.8181	白沙

排名	出现频率	中心性（LL4）	效应量（d）	关键词
5	170	661.33	0.9179	刘翔
6	321	552.05	0.6999	重组
7	115	503.15	0.9413	王志文
9	260	473.77	0.7168	焦油
10	124	417.81	0.8855	毫克
13	88	360.75	0.9287	鹤舞
15	223	351.36	0.6745	烟厂
16	82	340.83	0.9315	停播
18	286	327.48	0.5843	烟草业
19	234	322.54	0.6361	亿美元
20	186	312.73	0.6933	加工业

2004年的关键词中，"卷烟厂""重组"等词汇正是反映了烟草行业提出"改革工商管理体制，实行工商管理分开"口号后，开始推进以省级烟草工商分开为突破口的内部管理体制改革。这不仅是中国烟草行业发展的重大事件，也影响着其他行业，而且从上到下的改革在一步步推进，这一议题的新闻也在时间线上不断延续。

本年度也传出众多烟草集团的负面新闻，如国家对卷烟"焦油量"进行限定，"红塔山"等卷烟因焦油量超标而被判不合格，触动了信任危机。当然，在当时的语境中，"低焦油"相对于"焦油超标"被认为是健康而安全的。但当下科学和医学研究更多地证明了低焦油并不等于低危害，甚至可能更容易成瘾，造成更多危害。[①] "低焦油"新闻的爆出，让"减害降焦"成为烟草业营销宣传的抓手，让消费者放松了对烟草健康风险的警觉。

同年，刘翔、王志文等明星"打擦边球"代言烟草集团的广告行为也遭到

---

① 姜桓."低焦油香烟"的温柔伤害：更容易成瘾，危害更大 [EB/OL]. [2016-07-11]. https：//dxy. com/column/6593.

了谴责，烟草广告被停播。同年，国际烟草集团在全球控烟运动的影响下频遭打击，美国烟草巨头向欧盟服软，愿意支付 10 亿美元了结走私烟草案，而美国联邦政府向美国烟草企业索赔 2800 亿元，也成为当年轰动一时的大新闻。

可以看出，2004 年有关烟草的新闻中，控烟与健康已经成为媒体新闻话语中一项重要的议题，媒体也开始用《烟草控制框架公约》上的一些标准来评估和衡量日常烟草消费，如禁止烟草广告、烟草对健康的危害等，但仍然存在着报道的误区，如对"低焦油"的大肆渲染，对公众造成的误导；在报道国家政策对烟草广告"围剿"的同时，还存在换角度、换形式对烟草企业进行形象包装、品牌扩散的行为。在这种分裂的表达方式之下，也反映了社会表征对于烟草消费利弊衡量的矛盾处境。

表 6.4　2005 年关键性排名前 20 词汇

排名	出现频率	中心性（LL4）	效应量（d）	关键词
1	994	2102.96	0.7585	公约
2	575	905.09	0.6729	框架
3	431	902.77	0.7558	生效
4	636	749.54	0.5911	卷烟厂
5	221	747.34	0.8847	总厂
6	351	697.73	0.7407	重组
7	172	629.05	0.9028	条约
8	283	438.37	0.6683	批准
11	112	401.58	0.8983	卫生工作者
12	179	371.93	0.7536	反
13	186	371.58	0.7422	第一个
14	105	362.64	0.8897	界定
18	342	308.84	0.5208	纳税

2005 年是《烟草控制框架公约》生效前一年，有关烟草包装、税收等问题成为媒体关注的焦点。同时，烟草行业的改革重组仍在继续。而 2005 年的 5 月

31 日是第 18 个世界无烟日，主题是"卫生工作者与控烟"，有关控烟报道的侧重点关注到了医生、护士、医学研究人员、疾病防控宣传人员等卫生工作人员。除此之外，有关"中国反烟第一人"张跃的相关报道也在这一年控烟大背景中成为较为显著的新闻。据媒体报道，2001 年 5 月张跃在《中国保健》杂志上发表了 4000 字的《反烟宣言》，决定做一名"职业反烟人"①，随后便开始在各个城市公共场所劝吸烟人灭烟，甚至嘴下"抢烟"，然而他的行为也引起了许多争议，但作为一个公共场所劝戒烟、灭烟的典型人物，他仍然产生了一定的影响力。

该年还有一项讨论众多的新闻，即高收入行业的界定，其中烟草行业榜上有名，同时 2004 年中国纳税 500 强排行榜发布，烟草作为纳税大户名列前茅。尽管各媒体对于此类新闻的报道中，烟草业是与其他某些行业平行出现的，但资源垄断和行政垄断造成的不同行业之间收入差距的问题受到了整个社会的诘问，媒体开始思考这种两极化背后政策福利的倾斜。

可以看出，受到国际控烟运动的影响，2005 年，烟草相关新闻的关键词是比较贴近控烟大趋势的，为接下来公约在我国生效做了一定铺垫。

表 6.5　2006 年关键性排名前 20 词汇

排名	出现频率	中心性（LL4）	效应量（d）	关键词
1	438	1727.96	0.9181	如烟
7	124	317.64	0.8119	总厂
8	195	295.92	0.6618	软件
9	182	290.37	0.6762	垄断行业
10	166	278.4	0.6907	供应
13	116	259.3	0.7737	食肆
15	176	257.36	0.6512	平均工资
16	233	256.06	0.5717	尼古丁
18	62	244.31	0.9179	暂行条例

① 赵天乙，宫佳奇."中国反烟第一人"负债累累 见人吸烟立即抢夺 [EB/OL]. (2005-08-08) [2019-10-24]. http://news.sohu.com/20050808/n226591990.shtml.

续表

排名	出现频率	中心性（LL4）	效应量（d）	关键词
19	199	242.61	0.6	重组
20	117	242.29	0.7518	十一五

2006年1月，世界卫生组织《烟草控制框架公约》在我国生效。这一年，一种据称可以戒烟却因名不副实而被曝光的烟草产品替代品——雾化电子烟"如烟"成为舆论热议的焦点。"如烟"事件暴露了中国控烟运动中健康常识的普及不足、烟草制品的管控规范空白等问题，国家有关部委专门针对这一"产品"的归类、安全性、广告发布等问题进行了讨论。"如烟"作为一种戒烟产品是失败的，但作为中国控烟运动进程中的一盏警示灯，却发挥了积极的作用。

在控烟运动立法的呼声刚刚在我国舆论界响起时，我国香港地区已经准备在次年1月正式实行室内食肆全面禁烟。但境内媒体报道的重点是赴港旅游的民众应注意该项变化，避免因在室内抽烟而引起处罚。

当年，国务院公布了《中华人民共和国烟叶税暂行条例》，明确了对烟叶税的收缴比例。同时媒体对于烟草等行业的垄断地位，不同行业之间员工平均收入水平差异的讨论还在继续。

该年还有一项重要的新闻是"十一五"规划，作为"十一五"规划纲要开展的首年，2006年的新闻报道中多涉及烟草相关行业、企业的工作规划与实施，由于我国控烟工作在此时刚刚起步，所以"十一五"规划中并未涉及烟草控制的相关内容。

2006年是承前启后的一年，我国控烟事业日渐走上正轨，同时政府、市场、媒体与烟草行业之间的博弈也日益激烈，不论是"如烟"事件中，烟草专卖局、原卫生部、工商局等相关部门展现出的迥异态度，还是在香港地区实现室内食肆全面禁烟问题上的媒体与文旅部门表现出的观望态度，都透露出控烟势在必行的趋势，但压力和障碍也无处不在。

表6.6 2007年关键性排名前20词汇

排名	出现频率	中心性（LL4）	效应量（d）	关键词
2	520	606.77	0.5881	电信
5	247	516.47	0.755	奥运

续表

排名	出现频率	中心性（LL4）	效应量（d）	关键词
6	429	498.85	0.5872	价格上涨
7	269	441.15	0.6845	申报
9	332	354.64	0.5643	比例
10	271	346.21	0.6132	煤炭
11	114	328.22	0.8438	上交
13	338	309.36	0.524	香港
14	109	302.01	0.8337	资源型
15	92	270.45	0.8493	分红
16	119	265.67	0.7738	食肆
17	63	255.97	0.9247	上海滩
18	66	250.89	0.9108	嘉定
19	62	247.66	0.9212	冠生园
20	62	243.14	0.9174	骷髅头

国资委将2007年作为试点，对央企实现的国有资本收益进行收取，上缴红利分类名单中，烟草、电信、煤炭等具有资源型特征的企业上缴比例为10%，这项措施似乎是对前两年有关垄断行业"暴利"造成的工资收入水平差异的一个回应，一经报道便引起了巨大的反响，有专家认为这项政策可能惠及于民，认为"取之于民"的钱可以通过这种方式"用之于民"，但这项政策的实行过程并不那么理想，2010年的一篇报道指出："央企红利，不仅上缴比例小，而且几乎全部在央企内部消化。"①

在2008奥运年到来之前，"无烟奥运"的宣传报道蔚然成风，一方面为奥运会的举办营造健康、国际化的无烟舆论环境；另一方面暗示着公共场所"无

① 江南时报. 央企上缴红利"九牛一毛"不相称（商榷）［EB/OL］.（2010-05-14）［2019-10-24］. http：//news. 163. com/10/0514/00/66JR7RKR00014AED. html.

75

烟化"是城市化进程中重要的"文明指标"。电视剧《新上海滩》中的嗜烟现象遭到了控烟人士的联名抗议，国家广电总局要求对影视剧中的吸烟镜头加强审查。对于烟盒包装上是否应该印上"骷髅头"等吸食烟草后果的警示图案的讨论首次在2007年展开。

"香港"作为关键词上榜，主要原因：一是在公共场所禁烟行动上，香港展示出雷厉风行的作风和严格执行的态度，禁烟效果良好；二是香港居民和访港旅客入境时可享有的烟酒免税额将统一，新免税额度对烟草携带梳理有所缩减。

纵观2007年的烟草相关新闻，可以看出，尽管烟草行业的调整和改革还在继续，但从该年开始，有关控烟措施以及无烟环境建设开始进入媒体和大众的视野以及讨论范畴，参考《烟草控制框架公约》中对烟草包装、烟草广告等内容的规定，媒体在控烟行动上的监督和期盼不仅有无烟奥运带来的动力，也有香港地区控烟成果显著形成的压力，从以上几点来看，2007年的报道为接下来的控烟运动传达出了积极的信号。

表6.7 2008年关键性排名前20词汇

排名	出现频率	中心性（LL4）	效应量（d）	关键词
1	878	2406.49	0.8499	奥运
3	805	810.9	0.5599	青少年
4	806	798.12	0.5553	价格上涨
5	306	791.31	0.8338	奥运会
6	681	719.93	0.573	红塔
7	366	710.01	0.7497	海南
8	492	651.21	0.6364	红云
9	468	610.88	0.6324	重组
10	344	499.9	0.6637	仓库
11	150	483.67	0.8929	纵火案
12	144	457.82	0.8894	纵火
15	187	420.43	0.7935	中海

排名	出现频率	中心性（LL4）	效应量（d）	关键词
16	421	406.83	0.5489	红河
18	200	368.28	0.7342	改革开放
19	171	366.32	0.7793	人为

奥运会毫无疑问是 2008 年的关键新闻，而与烟草最为直接相关的便是"绿色奥运""无烟奥运"，以奥运为契机，我国各地媒体展开了主题报道，呼吁公共场所禁烟，营造环保文明的社会环境。同时，2008 年世界无烟日的主题是"无烟青少年"，借奥运之风，媒体对于青少年吸烟和遭受二手烟危害的关注也明显提升。

但是在众多控烟报道中，也有一些关于烟草公司的"常规报道"，如烟草公司如何"迎奥会，创新风"等，但更为关键的是，2008 年的中国是"多难兴邦"的一年，年初，我国南方发生了大范围低温、雨雪、冰冻等自然灾害，5 月12 日的汶川地震更是带来举国悲痛，在这种情况下，烟草公司捐款出力的新闻便成为常态。

与此同时，在纪念改革开放 30 周年的前夕，烟草行业的改革仍在继续，更有借此契机进行品牌推广和宣传之势，有以烟草品牌进行冠名的征文、汇报演出等大量出现在媒体版面之上，也有点名宣扬烟草企业的成功典型，还有直白赤裸地对烟草企业在改革开放进程中取得的成绩进行宣传的"软文"。

纵观 2008 年，在"大灾大难"和"国之兴事"之间，媒体与社会对待烟草的矛盾态度尤为显著：一方面烟草企业在国难当头之时，做出了不可或缺的贡献；另一方面，在全球化进程中，向国际友人打开国门之时，控烟是应有之义，不得不控。在这种语境之下，媒体对烟草公司的捐赠进行书面表彰，同时与政府相关机构合力发声，呼吁"无烟环境"的营造，但控烟、禁烟的行动更多地下沉到个人，成为对个人素质和城市新风的考验。

表 6.8　2009 年关键性排名前 20 词汇

排名	出现频率	中心性（LL4）	效应量（d）	关键词
1	1441	1994.59	0.6645	消费税
2	522	1290.07	0.841	投机倒把

排名	出现频率	中心性（LL4）	效应量（d）	关键词
3	336	798.28	0.8294	中纪委
4	376	784.41	0.7902	公款消费
5	476	762.8	0.7091	公款
7	268	651.92	0.8364	烟票
8	328	601.3	0.7505	中南海
9	399	589.28	0.6842	公安县
10	390	578.8	0.6856	买烟
11	266	567.14	0.7968	对烟
12	353	558.13	0.705	发展观
13	359	537.47	0.6883	红头文件
14	372	488.79	0.649	世博
15	300	482.3	0.7101	世博会
16	185	440.55	0.8301	铁路法
17	176	433.01	0.8397	除烟
18	182	426.38	0.8252	四部
19	273	425.89	0.7009	奥巴马

2009 年的烟草相关新闻中，烟草消费税上涨是关键词指标最高的事件。我国烟草消费税分别于 1994 年、1998 年、2001 年、2009 年进行过四次调整，2009 年的调整中，在生产环节调整了计税价格，提高了消费税税率，卷烟批发环节还加征了一道从价税，税率为 5%①，不得不说，这一举措体现了我国政府

① 何雨欣，韩洁. 烟草消费税 10 日大幅上调 零售价将再涨超 10% [EB/OL]. (2015-05-09) [2019-10-24]. http: //finance. people. com. cn/n/2015/0509/c1004-269/3186. html.

以税控烟的决心。（但是从日后的调查报告来看，小幅度的增税并没有抑制烟草的消费）

2009年是微博元年，也是互联网急速扩张的时代，公民在网络社区获取信息和参与讨论的权力得到极大解放，越来越多的民众积极投身网络社交，一些反腐败的案件也因为网络平台的发展而得到披露，如"天价烟"事件、"烟票"事件等。基于此，中纪委回应中国控烟协会《关于呼吁全面禁止公款消费烟草制品的一封公开信》，表示将严查公款消费烟草制品的腐败行为。

同年，作为老烟民的时任美国总统奥巴马签署《家庭吸烟预防和烟草控制法》，让国内媒体反思了我国的控烟现状。

另一条与烟草相关的重要新闻是，随着改革开放的深化和制度化，包括《中华人民共和国烟草专卖法》和《中华人民共和国铁路法》在内的四部法律中删去了有关"投机倒把罪"的规定，这意味着"投机倒把"这一带有计划经济色彩的名词将成为历史名词，不再出现在我国现有的法律当中。

总结发生在2009年的重要烟草相关事件，基本上是指向烟草控制的，无论是增税、反腐，还是他山之石的借鉴，无一不展示出我国媒体在此阶段是有意通过建构议程框架来推动控烟运动的持续性和效能性的。作为博弈的主体和中介，媒体扮演着传达和协商的角色，力图通过控烟相关议题的输出与政府对话，促成政策的变迁。

表6.9　2010年关键性排名前20词汇

排名	出现频率	中心性（LL4）	效应量（d）	关键词
1	2042	4205.5	0.7964	日记
2	1007	2028.93	0.7897	重金属
3	631	1321.7	0.8017	韩峰
4	1207	1277.45	0.5933	广西
6	1229	1197.3	0.5699	明年
7	755	956.43	0.6461	门
8	772	913.51	0.6258	央企
11	379	811.46	0.8085	地王
12	549	750.29	0.6691	超标

续表

排名	出现频率	中心性（LL4）	效应量（d）	关键词
13	639	740. 28	0. 6196	平均工资
14	743	681. 77	0. 5535	完全
15	336	658. 08	0. 7809	香艳
16	283	604. 12	0. 8076	东坡区
17	634	578. 87	0. 5521	交通工具
19	406	573. 81	0. 6794	抢

　　2010 年延续了 2009 年烟草反腐的传统，广西烟草局长韩峰的"局长日记"在网上曝光，引起了轩然大波，并持续发酵，引发了持续的"反腐热"。另一项与烟草相关的新闻是我国烟草中重金属超标，有研究报告称中国 13 种卷烟都被检测出重金属超标。四川眉山市东坡区禁烟行动办公室要求科级干部未戒烟不得上班的新闻引起广泛热议，这项规定对中国的控烟运动而言无疑具有积极意义，但是也有专家指出，规定无法可依，执行过程恐不合理。

　　众多媒体都关注到按照世界卫生组织《烟草控制框架公约》的要求，从 2011 年 1 月起，我国应兑现室内公共场所全面禁烟的承诺，然而这项关乎日常生活的政策似乎很难有望于规定时间内在全国范围内落实。

　　2010 年，媒体似乎仍然延续了积极控烟的态势，在议题设置方面站到了烟草营销的对立面，随着烟草反腐的继续、烟草质量的诘问、公务员戒烟的推广以及控烟履约协议的落实，各项议题都彰显出进行社会监督的担当。

表 6.10　2011 年关键性排名前 20 词汇

排名	出现频率	中心性（LL4）	效应量（d）	关键词
1	1650	2605. 63	0. 7155	最牛
2	1379	2372. 1	0. 7422	实施细则
4	1149	1894. 32	0. 729	陈文铸
5	1221	1714. 52	0. 6791	管理条例

排名	出现频率	中心性（LL4）	效应量（d）	关键词
8	1084	817.22	0.503	修订
9	502	797.72	0.7175	警语
11	474	727.85	0.7068	广电总局
13	529	688.96	0.6562	汕尾
14	452	676.96	0.6991	立案
16	357	653.05	0.7616	停职
17	536	589.94	0.6062	谢剑平
18	424	571.73	0.6668	细则
19	317	552.67	0.7466	违纪
20	247	488.82	0.7863	双开

　　2011 年是《烟草控制框架公约》在我国落实和验收成果的一年，尽管我国未能做到"在所有室内公共场所、室内工作场所、公共交通工具和其他可能的公共场所完全禁烟"，但这一年，各行政机关都有所行动：国家广电总局下发了《广电总局办公厅关于严格控制电影、电视剧中吸烟镜头的通知》；原卫生部发布《公共场所卫生管理条例实施细则》，于 5 月 1 日起生效，这是我国首次明确"室内公共场所禁止吸烟"；甚至中国烟草总公司下发了加大烟包标识力度的《中国烟草总公司关于进一步加大卷烟包装警语标识力度的通知》，要求字号增大，并撤销英文警语。尽管媒体在呈现上述新闻的同时提出了专家意见、网友评论和实际操作中的执行阻力，但这种高密度的政策出台对于控烟运动的宣传和推广具有积极价值。

　　2011 年也是承前启后的一年，尽管烟草相关的核心新闻中没有呈现，但在这一年，公共场所禁止吸烟第一次被纳入影响国民经济和社会发展的五年规划中，即"十二五"规划中明确提出了将会全面推行公共场所禁烟，媒体对于控烟运动的聚焦更为深入和常态化。

表 6.11 2012 年关键性排名前 20 词汇

排名	出现频率	中心性（LL4）	效应量（d）	关键词
1	824	1328.66	0.7273	暴利
2	536	1033.58	0.7839	科技奖
3	546	913.63	0.7391	银行业
4	670	873.63	0.6613	汕尾市
5	520	859.22	0.7351	陈竺
6	512	838.24	0.7322	莫言
9	735	657.54	0.5517	曝光
10	494	650	0.6641	医保
11	315	604.1	0.7822	三打
12	353	598.98	0.7435	参评
14	336	532.69	0.7221	干扰
16	321	511.43	0.7236	贡献奖
18	645	484.53	0.5055	天价
19	282	479.52	0.7442	调入
20	328	476.76	0.6948	招待费

　　2012 年度的国家科技奖中，"中式卷烟技术"榜上有名，中国烟草总公司获中国绿化基金会颁发的"2011 生态中国贡献奖"，引发了媒体和社会大众的疑问和讨论。在本年发生的还有广东地区掀起的"三打两建"活动，而其中与烟草相关的是打击烟草制假活动。

　　时任卫生部部长陈竺获得世界卫生组织颁发的世界无烟日总干事特别奖，赞赏陈竺和卫生部在控烟履约工作中取得的成绩。"戒烟入医保"这件事也在2012 年得到了关注和讨论。但也引来怀疑：戒烟的过度医疗化和药厂商业利益的渗透会给控烟运动带来怎样的冲击并不可知。

　　可以看出，与 2011 年较为一致的舆论控烟势头相左，2012 年发生的几个新闻事件将控烟运动中的矛盾与对抗呈现于媒体的聚光灯之下。一是科技层面对烟草研究的态度。包括"烟草院士"事件和卷烟技术获国家科技奖事件，由于专业知识的门槛限制，参与讨论的大部分是专家学者，但博弈的结果将辐射整个社会，在此过程中，政府相关部门的沉默、卫生领域专家的联名呼吁、民众在科学问题上的失声将一个需要全员参与的健康传播运动局限于学术领域专家学者与政府官僚之间的对抗，尽管媒体通过议程设置在不断输出有关此次事件的咨询，但动员力相对比较薄弱。

二是对待烟草企业经济贡献的态度。控烟是全社会的应有之义，但烟草公司对于国家财政、灾害救援等问题上的资金支持无法忽略，所以当"烟草公司生态贡献奖""烟草小学"等事件被曝光后，这种根植社会结构的矛盾就被激发出来。虽然媒体在这些事件上也展现出了控烟运动"斗士"的立场，但我国幅员辽阔，各地经济发展不均衡，在"短期经济效益"和"国民健康的可持续发展"两者天平上如何抉择，暴露出的是地方政府与中央政府的政策偏好差异，是利益相关者与旁观者的立场差异。

三是在控烟进程中的"蛋糕分配"引起的争议。当戒烟成为国家推动的一项工作，有望被纳入医疗保险时，其中蕴含的危机和商机便引来了烟草相关产业各个主体的觊觎和观望。毫无疑问，各主体都想在这场改革中争取自我利益最大化，讨论与争议所展现的正是各方所期望的，在控烟运动中所能获取最多收益的"游戏规则"。一石激起千层浪，这项提议在接下来的几年处于搁置状态，但也有一些城市作为先行者，将戒烟药物纳入医保目录。① 争议与改革同行，在本研究撰写期间，这项政策尚处于试行阶段，收益或损抑需要时间来检验，但媒体各方观点的交锋不失为具有研究价值的社会表征。

表 6.12　2013 年关键性排名前 20 词汇

排名	出现频率	中心性（LL4）	效应量（d）	关键词
1	1588	1291.88	0.5196	院士
2	772	1091.63	0.6772	公积金
3	478	1033.05	0.8086	摊派
4	410	873.24	0.8041	故宫

① 燕农."戒烟药纳入医保"是个好方案［EB/OL］.（2018-10-24）［2018-05-28］. http: // www. xinhuanet. com/2018/05/28/c_ 1122896598. htm.

排名	出现频率	中心性（LL4）	效应量（d）	关键词
5	427	762.25	0.7493	镉
6	479	718.76	0.6954	公安县
7	566	642.19	0.6115	促销
8	449	635.99	0.6777	吉林
9	556	630.84	0.6115	干部带头
10	296	629.92	0.8038	神农
11	402	595.47	0.6914	国务院办公厅
12	395	590.27	0.6941	中共中央办公厅
13	287	588.43	0.7924	丹
14	535	567.17	0.5919	pm
15	385	555.13	0.6832	工程院
16	563	547.54	0.5677	赞助
17	483	533.25	0.6036	中国工程院
18	268	511.6	0.7702	供暖
20	354	450.93	0.6456	红头文件

继2011年对"烟草院士"事件被曝光后，卫生系统和其他领域等相关专家相继提出了异议，而这种争议在2013年进入白热化讨论阶段。同样继2009年被曝光用红头文件摊派烟草分销任务后，2013年，湖北公安县给乡镇下发任务摊派售烟的新闻再次登上各大媒体的版面。如果说2009年媒体争议的重点在公务员用烟、制造地方贸易壁垒上，那么时隔四年后，媒体则开始反思政府强制烟草售卖带来的健康损失和形象损失。

公积金变身隐性福利的问题，也是从烟草公司职工工资暴露出来的，这再次将烟草企业职工的高收益带到公众视野进行讨论。

"镉大米"事件是2013年轰动一时的食品安全事故，而专家也指出，比起镉大米，烟草中的重金属镉含量更高，对人体危害更大。

2013年第26个世界无烟日的主题是"禁止烟草广告、促销和赞助"，而同年发布的《中国控烟观察——民间视角》报告指出据世界卫生组织最新评估，中国在"禁止烟草广告、促销和赞助"工作中得分为0。故宫六百年来首次全面禁烟，建设"无烟故宫"，为公共场所禁烟提供了范本。同年中共中央办公厅、国务院办公厅提出，将控烟与反腐并行，让干部带头在办公场所和公共场所严格控烟。

2013年的烟草相关新闻看起来比较分散，涉及烟草科技、食品安全、控烟政策、空气污染防治等方面，媒体监督对待控烟的态度也更加坚决。

表6.13 2014年关键性排名前20词汇

排名	出现频率	中心性（LL4）	效应量（d）	关键词
1	846	1829.73	0.808	送审稿
3	859	1453.73	0.732	计生委
4	695	1211.21	0.7411	爆炸
6	729	1086.51	0.6927	干部带头
7	676	1039.08	0.7022	征求意见
8	612	952.68	0.7061	审计
9	436	925.03	0.8022	国务院法制办
12	707	837.99	0.6237	计委
14	659	801.15	0.6312	卫
15	1026	795.98	0.507	干部
19	657	690.55	0.589	事项
20	488	682.21	0.6731	粉尘

这一年与烟草相关的核心新闻是国务院法制办公布了卫生计生委起草的《公共场所控制吸烟条例（送审稿）》，并公开征求意见。这是我国首次拟制定行政法规在全国范围全面控烟。送审稿的发布意味着国家从法律层面对禁烟场所、责任主体、法律责任予以明确，将有助于推动我国全面加强控烟，维护公

众健康①。

延续 2013 年有关"领导干部带头禁烟"的号召，本年度新闻也围绕着这项政策的执行和落实情况进行了报道。同年，审计署发布了包括中国烟草总公司在内的 11 户国企 2012 年财务收支审计结果，报道中呈现了前些年烟草公司存在的体制结构和福利方面的问题，中烟表示将对绝大部分审计问题进行整改和落实。

与 2013 年烟草相关新闻的丰富程度相比，2014 年的烟草相关核心新闻相对单一。围绕着《公共场所控制吸烟条例（送审稿）》的公布，媒体的报道和讨论为控烟立法在我国的落地建立了舆论基础。另外，借国家反腐大势，一是从国家公务人员入手明确提出领导干部带头禁烟的号召，改善控烟环境，加强禁烟效果；二是对烟草行业本身进行作风整顿，可以显见"烟草反腐"对于控烟运动大环境的建设具有积极意义。

值得注意的是，2014 年 8 月，中央出台了《关于推动传统媒体和新兴媒体融合发展的指导意见》，尽管并未在该年度烟草核心新闻中显现出来，但影响着整体新闻环境的构建和接下来新闻主题的走向。

表 6.14 2015 年关键性排名前 20 词汇

排名	出现频率	中心性（LL4）	效应量（d）	关键词
1	1873	2513.91	0.6544	北京市
2	1146	2172.6	0.7598	最严
3	1135	1655.41	0.6794	史上
4	855	1249.25	0.68	cpi
5	735	1215.02	0.7177	广告法
6	473	1192.85	0.8458	从量税
7	696	1166.3	0.7219	严控
8	496	1054.65	0.7949	从价税

---

① 中国日报网. 中国拟规定室内公共场所一律禁止吸烟［EB/OL］.（2019-10-24）［2014-11-25］. http：//www.chinadaily.com.cn/interface/toutiao/1138561/cd_ 18971667.html.

排名	出现频率	中心性（LL4）	效应量（d）	关键词
10	1190	1037.04	0.5325	上涨
11	594	1035.83	0.7341	涨幅
12	489	990.87	0.7803	加征
13	447	966.22	0.7999	烟令
14	752	959.37	0.6394	税率
15	825	906.12	0.596	批发
17	706	884.06	0.6339	上调
19	949	845.59	0.5384	消费税

2015 年，北京出台"史上最严禁烟令"《北京市控制吸烟条例》，规定室内公共场所全面禁烟。同年，广告法进行新一轮修订，严格控制影视剧中的抽烟镜头，禁止在大众传播媒介或公共场所交通工具、户外发布烟草广告。

CPI（居民消费价格指数）的上涨波及了各种消费品，包括烟草。我国时隔六年，再度上调烟草税，卷烟批发环节从价税率由 5% 提高至 11%，并按 0.005 元/支加征从量税："5 月 10 日起，国家提高了卷烟批发环节价格税率，并加征从量税，各地烟草价格有不同程度的上涨，全国烟草价格上涨 3.6%，影响 CPI 上涨 0.06 个百分点。"[1] 控烟专家相信，卷烟价格的提升可以抑制卷烟销量，而后续调查报告确实指出，2015 年，我国卷烟销量自 1999 年以来首次下降。

2015 年同样是控烟运动中具有里程碑意义的分割时间点，这一年，"史上最严控烟令"和"税价联动"措施并举，控制卷烟利润，以符合条约中的相关要求；同时在新广告法中对烟草广告明文限制，尽管核心新闻并不多，但倾向和诉求相当一致，体现出了我国控烟的决心和行动。

---

[1] 国家统计局. 国家统计局城市司高级统计师余秋梅解读 2015 年 5 月份 CPI、PPI 数据 [EB/OL]. (2019-10-24) [2015-06-09]. http://www.stats.gov.cn/tjsj/sjjd/201506/t20150609_ 1156396. html.

表 6.15　2016 年关键性排名前 20 词汇

排名	出现频率	中心性（LL4）	效应量（d）	关键词
3	370	798.75	0.7824	养老保险
4	534	768.72	0.6616	年金
6	169	541.11	0.8921	老炮儿
9	339	432.56	0.6265	互联网
12	187	389.21	0.7716	动车
13	157	384.98	0.8196	动车组
14	246	348.04	0.6566	微信
15	243	334.43	0.6485	文章
16	108	319.59	0.8717	火锅店
17	110	315.7	0.8635	平装
18	140	299.72	0.7799	十三
20	185	276.11	0.6723	脱贫

　　无烟健康观念越来越深入人心，2016 年以来，一系列欧洲养老基金和保险公司已开始剥离其持有的国际烟草公司股份，养老基金和保险公司的退出加剧了烟草业的困境。同年，我国调整退休人员的养老金水平，且通过了将于 2018 年执行的《企业年金办法》，进一步完善养老保险制度体系。

　　2016 年，"互联网+"理念蔚然成风，互联网对于传统行业的渗透和改变不断加剧，也催生了一系列烟草管理的问题，如利用互联网平台销售假烟、走私烟、发布烟草广告等。随着微信用户群体的扩张，各单位开设了微信公众平台，包括烟草局办事平台的开设和各地无烟环境建设的举报平台等。当然也有不少利用微信非法经营烟草的事件被曝光。

　　在新闻娱乐化的大背景下，演员文章在火锅店抽烟被曝光，并引起了舆论的争论，自北京最严禁烟令实施以来，越来越多的人意识到公共场所禁烟的重要性，明星尤应起到模范带头作用，文章此举遭到舆论谴责，让公共场所禁烟的观念更加深入人心。同年，电影《老炮儿》因为抽烟镜头太多而受到中国控烟协会的批判，并被授予"脏烟灰缸奖"。

第29个世界无烟日的主题是"为平装做好准备"，而中国的烟盒包装健康警示效果有限。这一年，铁路部门明文规定，动车组全线严格禁烟，违规者不仅面临罚款，还有可能终身被禁坐动车。

"十三五"发展规划纲要中明确提出要"大力推进公共场所禁烟"，但作为"十三五"的首年，2016年，烟草公司的"出镜率"并不低，一方面各烟草公司的"十三五"规划和工作举措得到报道；另一方面，在2015年中共中央扶贫开发工作会议之后，各地开启了脱贫攻坚工作，其中烟草公司作为精准扶贫的施援者在新闻中频频被提及，同时不少地区的脱贫策略中有着通过发展烟草产业来创造经济收益的措施。

表6.16 2017年关键性排名前20词汇

排名	出现频率	中心性（LL4）	效应量（d）	关键词
4	230	700.96	0.8769	表情
6	357	627.41	0.7189	督查
8	261	545.35	0.7705	脱贫
9	188	514.76	0.8482	深卫信
10	390	435.09	0.587	年金
11	359	427.78	0.6054	扶贫
14	184	382.5	0.769	报价
16	137	372.13	0.846	车轮战
17	225	351.99	0.6843	养老保险
18	216	338.21	0.6846	长江
19	231	330.78	0.6583	微信

互联网不断重构着人们沟通的方式和内容，社交平台的表情包成为交流中必不可少的工具。随着社会控烟氛围的深化，微博表情包中代号为"酷"的吸烟表情下线，腾讯手机QQ上代表"悠闲"表情的吸烟小人也"戒烟"了，烟头变成了一片绿叶。微信等互联网平台与烟草的"羁绊"还在继续，一方面非

法售烟、新媒体烟草营销仍在泛滥；另一方面，各地控烟机构通过微信平台设立投诉渠道，鼓励发现公共场所抽烟行为后积极举报。

深圳第四轮控烟督查"车轮战"开始，违规单位和个人受到处罚。深圳控烟办联合执法单位，不打招呼、突击行动，会同媒体直播，对八类场所进行禁烟督查，形成了积极的社会舆论效应。

随着脱贫攻坚战的深入，烟草公司下乡扶贫，贫困地区发展烟草业的新闻成为媒体报道中的"常规动作"。《企业年金办法》发布后，媒体展开了政策剖析和对企业年金的普及与介绍，指出，目前建立了企业年金制度的大多是经济实力比较强的国有大中型企业，如石油、电力、烟草类垄断性企业。

纵观 2017 年烟草相关新闻，可以发现，无论是大环境，还是小细节上的改变，都体现出了社会表征中对于控烟的诉求和对于无烟环境建设的迫切。然而，烟草经济贡献和经营管理的议题也不断出现在媒体议程中。尽管控烟是大势所趋，但偶尔仍会在媒体上感受到"乍暖还寒"的趋势。

表 6.17　2018 年关键性排名前 20 词汇

排名	出现频率	中心性（LL4）	效应量（d）	关键词
2	332	863.84	0.8219	心脏病
6	132	521.57	0.9249	外卖
10	174	355.49	0.753	职责
11	107	328.69	0.8662	高质量
14	135	280.73	0.7581	关税
15	80	257.92	0.8783	上饶县
16	89	253.97	0.8469	广丰
18	88	247.81	0.8434	车轮战
19	64	229.93	0.9041	多米尼加
20	252	227.74	0.5237	平台

每年的无烟日都是媒体控烟报道的重点内容和"常规操作"。第 31 个世界无烟日的主题是"烟草和心脏病"，媒体在报道中强调了使用烟草和接触二手烟雾是导致心脏病、中风等心血管疾病的主要因素。2018 年控烟运动中的一项重

大突破是中央办公厅和国务院在《国家卫生健康委员会职能配置、内设机构和人员编制规定》的通知中明确了将原来由工信部牵头的《烟草控制框架公约》履约工作划归给国家卫生健康委员会。

随着新媒体介入生活的各个方面，与烟草相关的消费形式开始多样化，外卖平台售烟的行为遭到曝光，引起相关部门警惕并展开监管和规范。十九大报告中指出，我国经济已由高速增长阶段转向高质量发展阶段，多地烟草公司学习十九大会议精神的新闻中引用了上述论断。

在国际新闻中，2018 年，多米尼亚与我国建立外交，而多米尼亚的主要工业就是烟草加工。随着"中美贸易战"的"打响"和升级，两国贸易动向成为媒体关注的焦点，其中烟草关税也广受关注。

三、社会变迁与表征流动

回顾十六年来媒体平台烟草相关显著新闻不难看出，在社会转型、经济改革的进程中，烟草作为一项重要的消费品、威胁生命健康的重要"敌人"、国家经济发展中的重要产业，在时间坐标纵深绵亘始终。尽管每一年都伴随着特征性的新闻出现，但集中体现了三种较为突出的社会表征，具体如下。

（一）烟草"原罪"表征

总结十六年间的新闻报道，与烟草相关的核心新闻中，烟草"原罪"表征主要体现在两方面。一是众所周知的健康"杀手"，吸食烟草、接触二手烟雾对于生命健康的荼毒和余害是媒体控烟宣传的重点，也是控烟运动发起的初衷。"伤人伤己"且可能造成无法挽回的人力资源损失的烟草自然而然会被认为负有"原罪"，这是由其本质特征与媒体报道共同赋予的。二是烟草行业的高利润与烟草损害健康的特性交叉对比，使烟草的"原罪"标签更加鲜明。

（二）嵌入日常社会生活的基础行业表征

在我们的日常生活中，烟草的确深深地嵌入其中，不论是宏观的产业行业动态，还是中观的销售监管以及规划动态，抑或作为日常消费实践的普通产品，大量新闻是将烟草作为一项日常生活中的必需品进行报道的。随着社会变迁、技术发展、媒介形态更迭，烟草行业经历了经济改革与重组、市场规范与管理的发展阶段，参与了社会发展进程中重大活动与规划，也涉及食品安全或生产安全等问题，在这些报道中，烟草的社会表征趋于"中性"，是社会生活中切实存在并具有影响力的消费品，无关"利国利民"或"祸国殃民"，仅仅作为生活常态存在，是相对广泛而平庸的形态。

（三）隐形营销与品牌宣传

承接"原罪"表征中的"暴利"标签，烟草业确实在国家利税上做出了无可替代的贡献，且在烟草专卖体制的推动下，作为"民族工业"得到支持和认同。但由于其强大的经济实力，在媒体中也可见隐形营销与品牌宣传，如对某些活动的冠名、赞助，烟草新技术的研制与推广，在救灾捐款和扶贫工作中的经济支援等。其中有一些明显触发"原罪"标签的行径，如建设"烟草小学"、烟草博物馆的青少年爱国主义教育、推选"烟草院士"等受到了社会舆论的监督，但仍有如"雪茄小镇""烟标收藏"等隐性营销软文和品牌宣传活动出现在媒体报道中，不难推测这种偏向褒扬的表征在社会中同样存在拥趸。

纵观以上分析样本，关键词主导的烟草相关新闻深深嵌入社会变迁的进程中。集中于烟草身上的各种表征除了绵亘几百年的"消费品""致瘾品""利税品"等基耦之外，附着其上的"新标签"恰恰反映了全球化、经济改革、技术革新等时代背景作用于日常生活的过程，也是各个主体在利益驱使下的博弈均衡呈现。

全球化带来的机遇和挑战让烟草经营和烟草控制在深化改革的语境中并行，两条线在平行之外偶有交叉，尤其在重大事件或变革发生的时期，这种交叉显得更加耐人寻味。在奥运筹备与举办期间，我国发生了多项重大新闻事件，雪灾和地震接连考验着我国的抗灾能力。天灾之下，烟草集团的捐赠成为救人水火的"慈善楷模"，彰显了企业社会责任，而与此同时，与世界接轨的"无烟奥运"口号又对烟草消费的场景提出了严苛的要求。在这种挤压下，媒体对于新闻的拿捏和取舍就更加彰显出整个社会对于烟草的分裂表征。这种分裂在技术革新的语境下延续，互联网和新媒体的发展让控烟思维越来越深入人心，体现在"微博抽烟表情的下架""各地开设微信公众平台受理无烟区抽烟投诉"等事件上，而与此同时，电子烟的发展营销和监管空白、网络渠道售卖烟草等现象也不断力证着烟草深嵌日常生活肌理的不争事实。还有重大食品安全问题暴露时，讽刺的是，本就存在危害身体风险的烟草也会成为被重金属或其他有害物质污染的"消费品"，从"施害者"变成"受害者"。与上述分裂场景类似，在政府重大运动中，烟草同样在分裂中发展，反腐运动以来，领导干部带头禁烟成为控烟运动进程中一项重要的举措，引起联动效应的还有"天价烟"的"降温"，在这一项政策实施后的 2015 年，我国烟草销售量首次出现下降，而"精准扶贫"运动开展以来，新闻中烟草相关报道又开始"活跃"，除了种植烟草以"脱贫"，还有烟草集团的扶贫活动等。媒体报道是对社会表征的精炼，在这种分裂和矛盾的语境下，烟草经营的表征偏向宏大粗放，而烟草控制的表征偏向微观具体，也就是说，媒体的烟草报道让烟草经营问题成为更加"官方"的话题，侧重宏观调控和监管，而控烟和禁烟的问题则更加"民间"，一方面与民众日常生活息息相关；另一方面在呼吁立法监管的同时，落脚点还是对民众的规训和约束。

除此之外，研究还发现，在显著性和娱乐性的加持下，媒体将烟草与名人联系在一起的报道似乎更能引发社会讨论，也更能体现社会对于烟草问题的敏感度和容忍度。结合十六年间的新闻，从对"名人代言烟草广告"（王志文、刘翔等）的批评监督到对"名人禁烟场合抽烟"（文章、王源等）行为的批评讨论，烟害的影响范围越来越小，越来越具体，一方面反映出控烟文明的进步，媒体与社会大众对烟草危害的关注越来越深入；另一方面佐证了控烟越来越下沉到个人层面，成为对个人行为的约束。

第七章

平衡与对弈：控烟运动媒介表征的地域差异

"新闻生产充满了组织的语境"，黄旦在盖伊·塔奇曼《做新闻》一书的导读中提出，新闻生产过程具有"自反性"和"索引性"，离不开组织内部不断地协商，同时处于一系列包括地域及部门利益的诸种冲突氛围中。在关于烟草主题的新闻生产中，媒体同样存在这样的处境。将媒体视为组织，本书将通过 LDA 主题建模，考察不同立场牵引的媒体在烟草相关报道中的表现，分析其立场和态度。

第一节 分类与界定

关于媒体的分类，本书倾向从两个层面进行分类：一是报刊类型，按照学者的研究分类（张志安，2018），分为机关媒体（党报、机关报）、行业媒体（行业报、专业报），以及市场化媒体（都市报）；二是媒体主办单位地域分化，在单独列出中央级媒体和其他相关权力机构主办主管报刊（包括部分由专业部门主办的报刊及部分无法确定主办单位所在地的媒体）后，对地方媒体按照其所在地的烟草税收贡献率，分为烟草大省、非烟草大省。

据了解，烟草所纳税种主要有六种：有属于中央税的消费税和所得税，有属于地方税的城建税、营业税和农业特产税（简称"农特税"），还有属于共享税的增值税。各省的烟草生产、消费、税收情况不同，大有可能影响不同的地方政府对于烟草的态度，进而反映在媒体报道上。

根据周克清（2011）对各省市烟草行业财政贡献的聚类分析，第一类烟草行业的财政收入占地方财政收入的比重大于 6%，如云南省、贵州省、湖南省；介于 2%~6% 的为第二类，如安徽省、福建省、湖北省等；介于 1%~2% 的为第三类，如吉林省、黑龙江省、上海市等；比重在 1% 以下的是第四类，如广东、海南、宁夏和新疆等；由于西藏没有建立烟草工业，青海的烟草工业自 1998 年后全部关闭，故将第一、二类省市划分为烟草大省（地区、直辖市），其余省市划分为非烟草大省（地区、直辖市），如下表所示。

表 7.1 中国大陆各省市按烟草贡献度分类表［引自周克清（2011）］

烟草大省、地区、直辖市	非烟大省、地区、直辖市
云南、贵州、湖南、安徽、福建、河南、湖北、重庆、四川、陕西、甘肃	吉林、黑龙江、上海、江苏、浙江、江西、山东、广西、北京、天津、河北、山西、内蒙古、辽宁、广东、海南、宁夏、新疆、西藏、青海

综上所述，在报道主题上，相较于"烟草相关人物事件"和"烟草经济贡献"话题，"烟草经营管理"和"控烟宣导与履约"的主题总体报道量更突出，更具有代表性和普遍性，故在本节研究中重点比较各地区媒体关于这两个议题的报道倾向。

根据上文的分析，提出研究假设 H7.1：烟草经营议题上，烟草大省的三类报纸报道量都远高于非烟草大省。

同样，在控烟报道议题上，提出研究假设 H7.2：非烟草大省的三类报纸对于控烟议题的报道量都高于烟草大省。

然而，对中央媒体而言，不仅多年前已与地方媒体"分灶吃饭"，其内部也并非整齐划一的铁板一块，包含多种倾向和立场偏向有所区别的媒体，所以对于其整体态度倾向并不能完全给出决定性的判断，但考虑到此类报纸辐射全国的级别与高度，以及前文所述的国际形象与主题整体分布趋势，提出研究假设 H7.3：中央媒体在烟草经营报道上相对烟草大省和非烟大省更加平衡和中立，即在这两项主题上的报道量并不比地方媒体报道更加突出。

根据上述分类条件，对所有 1021 个媒体进行分类处理，分类矩阵如下表所示。

表 7.2 媒体分类维度及列举

媒体类别 / 媒体地域	机关报（党报）	市场报（都市报）	行业报（专业报）
烟草大省	《云南日报》等	《三湘都市报》等	《大众卫生报》等
非烟草大省	《南方日报》等	《北京晚报》等	《浙江老年报》等
其他	《人民日报》等	《青年时讯》等	《东方烟草报》等

通过对媒体地域和报道量的统计，中国大陆媒体烟草相关报道数量图如上所示。为重点显示媒体报道的地域差异，图中未将中央、境外及其他相关媒体

的报道纳入。其中累计报道量最多的省份为广东和云南，同时这两者也是烟草大省和非烟草大省的典型代表。但是考虑到各地平面媒体数量有所区别，故这种比较仅能提供一种粗略的审视角度，我们对我国大陆媒体十六年来有关烟草的报道量分布有一个基本概览。

第二节　平衡与对弈

对代表国家话语的中央级机关报和地方官方话语的机关报进行比较，其中数字代表的话题占比是以三类机关报为分析单元，对其所有文档进行主题建模分析及聚类后的概率累加，如下图所示。

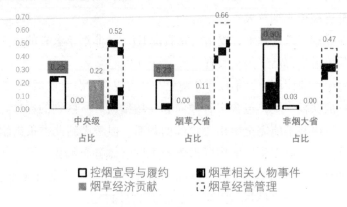

图 7.1　中央机关报与地方机关报的对比

中央级机关报中出现最多的是"烟草经营管理"主题，报道比例处于烟草大省和非烟草大省之间，同样地，"控烟宣导与履约"主题报道量也是处于两者之间。这比较符合中央"平衡"和"协调"的定位，但是中央对于"烟草经济贡献"话题的偏重甚至超过了烟草大省，这反映出中央对于烟草经济贡献的肯定和倚重，更体现出国家层面对于烟草控制实施过程中"烹小鲜"般的谨慎保守内核。尽管央媒对待烟草行业的理性态度是控制和转型，但控制的力度相对比较"柔和"，依旧是从威权叙事上给予了一定倾斜。而烟草大省和非烟大省的立场就相当明确，非烟大省着力报道控制烟草流行与履约相关话题的新闻，占比量最高，而烟草大省在主流的控烟语境下，虽然对该话题有所投入，但更加倾向报道烟草经营与管理主题的新闻。"国家的逻辑意味着来自中央政府的政策有着互相矛盾甚是冲突的多重任务和目标"（周雪光，艾云，2010），故研究假设 H7.3 被证实。

而控烟只是这些诸多任务之一，即便把注意力仅仅放在控烟领域，也不难看到其中多重、相互矛盾冲突的目标。

中国的央地关系基本延续了传统的治理逻辑，以属地管辖和行政内部发包制为特征，由职权同构和行政分权构成多层级的地方政府结构（李友梅，肖瑛，黄晓春，2012）。通过对媒体地域和报道统计，发现不同地域和层级的政府之间的目标也不总是一致的，具体对烟草大省和非烟大省三类报纸四个主题的比较，进行对比可见下图，其中数字代表的占比是以两个区域中三类报纸为分析单元，进行主题建模分析及聚类后的概率累加。

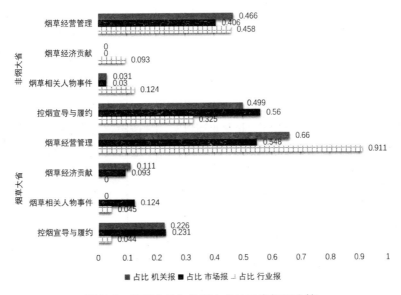

图 7.2 烟草大省与非烟大省的三类报纸比较

通过数据汇总整理可以看出，烟草大省的三类报纸最偏好的主题都聚焦"烟草经营管理"，尤其行业类报纸（如农业报、证券报等），大部分涉烟主题是对烟草生产、经营、管理等方面的探讨。

对非烟大省的媒体而言，虽然烟草经营管理的占比相对较高，但机关媒体和市场化媒体报道集中在烟草控制话题上的着墨更多，对于烟草控制的倾向和态度比较明显。故研究假设 H7.1 和 H7.2 被证实。

综合十六年来的报道纵观，出现这种地方媒体间的鲜明差异或许并非媒体有意为之，而是由其定位和立场决定的。现实生活是弥散的、矛盾的，构成了独特的地方性知识，这些增加了制度规制生活的难度。尽管我国并未出台全国性公共场所控烟的法令，但在政策话语层面是认可和倡导控烟运动的。在烟草利税贡献占比较小的省份，控烟的媒体实践空间相对广阔，可以推测的是，现实的控烟环境更加积极，在良性控烟情境中，控烟制度与生活实践产生的是积极的互动和互构，反应在媒体上的是控烟价值观的扩散，而倚重烟草利税的省份，媒体报道上更多地倾向发布烟草经营管理相关新闻，与此相对的是，烟草控制的报道份额被压缩，社会环境中的控烟氛围相对薄弱。在这种情境下，由于各个主体迥异的利益取向和行动逻辑，烟草控制，或多或少受到了消解和抵制，造成了"弱动员，低成效"的恶性循环，烟草消费的社会环境不断巩固。

由于主题建模更加关注宏观的文本格局，我们更直观地认知到，在控烟议题上，制度议程影响着媒体议程。主流媒体，尤其机关报显示出了控烟的制度逻辑——割裂的、板结的、失衡的。也就是说，在同一张报纸上，时政经济版面，我们可以看到大量有关烟草经营和管理的报道，而翻到健康版，才可以看到控烟方面的宣传报道。尤其烟草大省，烟草是经济命脉，而控烟只是"政治正确"，在这种思想指导下，控烟报道只能被压缩。同时控烟报道多聚焦"个人健康与公共卫生""控烟履约"等专业知识的理性逻辑，尽管整体报道量有所提升，却面临着板结化风险，"烟草相关人物事件"主题或能打破窠臼，但整体观之，报道比例尚显微弱。

第八章

行动者画像：控烟运动媒介表征的主体博弈

在基于语料库语言学的分析中，搭配词（collocate）是比其他偶然词汇组合更为频繁搭配在一起出现的词汇。词语搭配的分析可以显示出特定词汇的惯用语法或语用场景，尤其在新闻报道的语料库中，"词义建立在词与词之间的搭配关系上，其搭配的强势度是话语特征的体现，既代表话语的言说习惯，又以搭配词出现的次数折射媒体对议题流露的某种态度"（曾润喜，杨喜喜，2017）。通过组合与搭配，完成意义的生产与分享，成为议题建构的方式之一。

第一节　行动者与搭配词

梵·迪克（Teun van Dijk）建立了一个研究框架：社会结构只能通过社会行动者和他们的意识与话语结构相联系，这种意识就是在意识形态与话语之间进行调节的心理模式。他的理论有三个主要部分：社会功能、认知结构以及话语的表达与再生产。话语结构可能包括潜在的意识形态，涵盖了微观的结构（词项和语法结构）和宏观的结构（在更宽泛的文本延伸或整个话语中间表达的话题或主题）（艾伦·贝尔，彼得·加勒特，2016：6-7）。

在新闻文本中，行动者的社会行动被媒体记录，文字所呈现的一方面是宏观事实；另一方面不可避免地受到微观语法习惯和意识形态的渗透。所以研究行动者与搭配词，力求回答的问题如下。

R8.1：宏观社会结构下行动者是如何被表征的？

按照前文所述，在中国控烟运动的博弈场中，有积极控烟和消极控烟两种立场，又有五种类型的主体在这两种立场中坚定不移或摇摆不定。根据上文对全部媒体文本的词频分析，浏览高频词（词频 $f > 510$，排序 3387 前词汇）后，对于五类主体分别做以下归类（括号内为该词汇在整体词频表中的排序），表意相近词汇选词频较高的词汇进行分析，如 f（"国家税务总局"）= 1150> f（"国税局"）= 528，则用全称进行分析。

1. 政府等官方组织：政府（165）、世界卫生组织（321）、卫生部（356）、公安（613）、中央（687）、人大常委会（868）、财政部（939）、国务院（1132）、爱卫办（1382）、计生委（1395）、中国工程院（1567）、工商局（1614）、国家税务总局（1672）、检察院（1959）、国资委（2149）、人民法院（2275）、教育部（2315）、全国政协（2340）、广电总局（2363）、发改委（2422）、中共中央办公厅（2469）、党政机关（2470）、立法会（2891）、经侦大队（2941）。

2. 烟草行业组织：烟草专卖局（57）、中国烟草（171）、卷烟厂（269）、烟草行业（345）、烟农（370）、红塔（559）、烟草市场（1602）、国家烟草（1822）、白沙（2014）、万宝路（3215）。

3. 非官方组织及相关人员：医院（115）、专家（170）、协会（218）、疾控中心（590）、志愿者（711）、医疗机构（1231）、基金会（1350）、控烟办（1426）、医务人员（3042）。

4. 民众：烟民（124）、市民（162）、吸烟者（263）、消费者（333）、群众（376）、居民（407）、青少年（435）、人们（505）、公众（535）、未成年人（853）、纳税人（2364）、公民（2373）。

5. 媒体相关：记者（14）、通讯员（132）、新华社（187）、新闻（310）、媒体（540）。

在分析搭配词（搭配词）时，将引入 MI（mutual information）值分析互相共现的两个词中，一个词对另一个词的影响程度，或者说一个词在语料库中出现的频数所能提供的关于另一个词出现的概率信息。MI 值越大，说明节点词对其词汇环境影响越大，对其共现词吸引力越强，因此，MI 值表示的是词语间的搭配强度（邓耀臣，2003）。"基于语料库的词语搭配研究，通常把 MI 值等于或大于 3 的词作为显著搭配词。但如果一个词在语料库中的出现频率较低，出现时又多与节点词共现，那么二者的 MI 值就较高，所以语料库中的低频词（频率小于 10），MI 值信度较低。"故在 MI 值的基础上，需要"对共现词的显著性进行假设检验，以获得有关典型搭配的更多证据，常用的检验方法为 T 检验。运用 T 检验判断搭配词的显著性时，首先形成零假设：两个共现词之间没有联系，不能构成搭配，然后以标准差来衡量观察频数和期望频数的差异是否达到显著性水平。如果 T 值小于显著性水平为 0.05 的关键值（critical value）1.65，就可以保留零假设，否则推翻零假设，认为两者可以构成显著搭配的结论。通常情况下，T 值大于或等于 2 的搭配词作为显著搭配词"。由于本研究中研究词汇样本量较大，在进行复现时，更多地会参考高频搭配词的情况，故主要参考互现信息值 MI，保留搭配词中 MI 值大于 3 的高频词汇。按照总体搭配频率排序，以

"烟草专卖局"一词为例，与其最为相关的 10 个词汇分别是（*MI*>3）"公司""市""记者""局长""卷烟""联合""工作""省""召开""获悉"。

按照此类方法依次对五类主体的搭配词做总结归纳，可以得到五类主体高频搭配词（见附录一）。

通过比较报道文本中五类主体的"曝光率"可以发现，政府等官方机关出现的类型比较多，高频词中明确指代官方机构的词汇有 24 个，但也存在长尾效应，如"经侦大队"等一些机构出现的频率相对较低；五类词汇中，媒体相关的词汇排名最为靠前，这与报纸文本的惯用格式密不可分，但也不可否认媒体在文本书写中的强势话语权；由于语料库本就搜集的是烟草相关新闻，所以代表烟草行业组织的词汇尤其"烟草专卖局"排名相对靠前；民众和非政府组织出现频次则处于中流。当然，上述结论并不能直接说明媒体对于官方机构的报道着墨更多，对于民众或非政府组织着墨更少，但基本可以推测出，由于我国现有媒体体制的传统，各类官方机构在整体媒体报道中是处于优势地位的，他们的活动、会议、律令对于维护国家正常运转和指导社会生活具有重要意义。尤其在烟草相关新闻中，烟草的销售运营是国家经济体系中的重要一环，对其规范的过程会牵涉上至中央政府，下到地方局所，媒体担负着扩散信息的责任，对其政策解读、活动宣传、工作总结是应有之义；与此同时，控烟运动的开展基本上是跟随着我国国际化进程的，与世界卫生组织的签约成为接下来控烟运动开展的重要指导因素之一，涉及的相关官方机构也相应做出了一系列推动这项工程的工作和宣传，综上所述，官方组织的强势"出镜"是合理的。

通过附录一可以对每类主体在报道中具有统计学意义的显著搭配词有基本的了解，为了更直观地呈现五类主体在文本中的立场和倾向，研究对各类主体的核心高频搭配词进行了词云分析，由于各类主体的表征词数量并不统一，所以搭配词总量大小也有所区别，为了统一比较标准，将词云的分词数量设置为 60。通过联系实际对词云的解析，回应研究问题 R8.1。

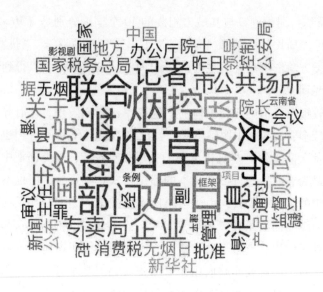

图 8.1　政府等官方组织高频搭配词云

通过附录一和上图的综合呈现，可以看出政府官方组织的搭配词中既有保护烟草利税的行动，也有控烟及公共场所禁烟的举措，两种类型的搭配词在天平的两端，呈现出了政府内部"支持控烟联盟"和"反对控烟联盟"的割裂与博弈。回到官方机构出现频次的排序列表，除了"政府""公安"等词汇泛指较广，无法清晰判断其动机和立场外，世界卫生组织、卫生部、人大常委会、爱卫办、计生委、中国工程院、教育部、广电总局等单位都可以归类于支持控烟联盟。而根据高频词汇的排序，显然这些政府机构拥有更多的报道篇幅，所以尽管上图反映出的是官方机构内部调适和妥协的产物，但在媒体呈现的空间中，支持控烟联盟仍然占有优势，即政府等官方组织在媒体上的行动动机总体偏重控烟，策略上更倾向审议、制定条例，发布通知或行政律令，进行监督等。

此外，在词丛中还能看到"谢建平"和"潘云鹤"两位院士的名字，反而并未出现其他任何行政官员的名字，而通过 concordance 索引回到原文可以看到，他们的出现大部分与单一个案"烟草院士"事件相关，说明在媒体语境中，政府官方组织很少以个体形象出现，即便出现，也很少是同一人物反复亮相，更多是以"主任、局长、院长"等称谓出现，暗示官方组织的统一性和整体性。

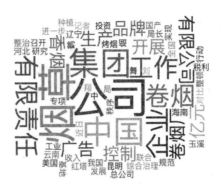

图 8.2 烟草集团高频搭配词云

赫伯特·阿特休尔在《权力的媒介》一书中指出，"新闻媒介的内容往往反映那些给新闻媒介提供资金者的利益"（1989：3），同时"政治上的中立就能取得商业上的赢利"。在烟草集团的高频搭配词云中，看到的都是公司、企业和集团的工作动态，看似态度中立，但不难推测的是，无论是专项整治行动，还是烟叶收购、卷烟厂重组，烟草利润与收益都是这些活动动态围绕的中心落脚点。我国实行的是烟草专卖体制，但词云中重申与强调的是对烟草市场的进一步规范化，一方面出于国家财政对烟草利税的依赖；另一方面或许是经济全球化背景下引发的危机感所致。

在高频词中还有一些较为出名的烟草品牌，国内的如"红塔""白沙""鹤舞"等，国际的如"万宝路"，这些词汇在一定程度上彰显了烟草企业的品牌形象，在"中立"的天平上增加了不易觉察的筹码。但是在全面禁止烟草广告、促销和赞助的公约要求下，烟草集团需要在自我约束下保全自我利益，这一点显现出了其与媒体在利益博弈和协商下"有意无意"的共谋。

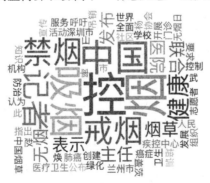

图 8.3　非政府组织高频搭配词云

非政府组织的机构和个人选词上含义已经较为明确，基本上是"控烟政策支持联盟"，而与这些组织个人联系最紧密的自然是控烟、禁烟、戒烟等健康相关词汇，搭配词态度较为坚定和明确。词云中这些活动的主体除了医院、学校、社区等微观具体的常规机构外，更多的似乎以市级地方为单位，如深圳、北京、兰州等，还有以杨功焕为代表的出现频率较高的专家学者，以及他们在控烟运动中"指出、认为、呼吁、提醒"的健康知识。整体观之，似乎个案较多、较分散，控烟活动也是以健康宣传培训和"无烟日"主题活动为指向，行动策略的体现以具体地区、单位的宣传、整改活动有关。而且"癌症""吊销"等具有威胁性的词汇占有一席之地，表明非政府组织机构在不具有行政处罚资格的条件下，力图采用恐惧诉求的表达来影响个体与机构，以达到控烟效果。

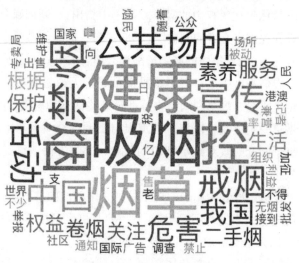

图 8.4　民众高频搭配词云

控烟与禁烟的主体似乎落到了"民众"头上，与民众并置的词十分统一地标明了与烟草对立的立场，除了直表立场的"戒烟"外，还有一系列表恐惧诉求的词汇，如"癌症""肺癌"等，表明烟毒危害会下沉到民众个体身上。虽然民众的词汇也分为三类，除了较为中性的"群众""市民""公民"等，"烟民""吸烟者"和"消费者"较为直白地勾连起民众中的"亲烟派"，而"未成年人"和"青少年"则显然是要防御烟害的群体。但是除了少量"维护消费者权益"和"加征烟草税"的词汇表达外，比较一致的还是以健康为导向的控烟、禁烟。其中还有一些媒体暗喻，如对"烟民"的修辞多搭配了"老"，除了表明吸烟者"烟龄"较长外，还暗含了其对上瘾物质的长期依赖。而"二手烟"

就更加直白地将吸烟者与被迫吸烟者划归到了两个阵营，凸显了两类人群的利益冲突。

对民众搭配词整体观之，可见民众在烟草新闻报道中主动性不足，是被动员、宣传和保护的群体，民众的行动策略似乎都是在其他权威机构的调动和影响下发生的反应。但是从另一个角度来看，在媒体语境中，民众是举足轻重的，是一切其他机构行动的"原动力"和"受益者"。即民众作为一个模糊的群体，在媒体表达中，会随着语境的变迁时而弱势，时而强势，不论是保护民众不受烟毒戕害、保护吸烟者消费权益，还是规训烟民公共场所吸烟的不文明行为，民众"示弱"抑或"蛮行"都是其他机构行事合理性的出发点。

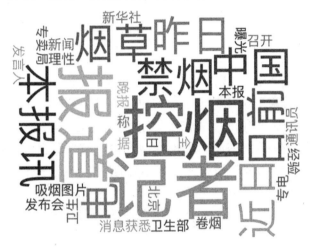

图 8.5　媒体相关搭配词云

与媒体相搭配的词汇除了与其自身相关外，比较醒目的还是有关控烟和禁烟的话题，基本可以推断媒体在烟草相关报道中的态度是偏向"支持控烟联盟"。而在行文中，媒体自身的形象是理性、中立、"正义"的，多为转述或引述可追溯的消息来源，或对不文明现象的"曝光"。消息来源比较多元，除了通讯社、记者外，还有发布会、发言人等，卫生系统和烟草专卖局都出现在了词云中，但前者的比例更高一些。

由于报纸媒体的时效限制和传统新闻报道的采写规律，新闻的发生时间多为"近日、昨日、日前"等，可见烟草相关的突发性事件较少，更多的是对于某一并不紧迫的活动的总结或对即将发生政令的宣传。

从词云上看，尽管媒体的策略是中立地呈现，但从其信源和事件挑选的角度上看，媒体有意地给予了控烟联盟更多的关注度，一方面随着大众健康观念的普及和控烟运动的深入，宏观社会环境更倾向控烟联盟，对其投入报道更符合健康正义的传播要求；另一方面，新闻改革让媒体报道日益生活化、服务化，我国吸烟者众多，但在媒体整体受众中仍是少数，无论是从新闻正义的角度，还是为了服务更多受众，媒体坚守控烟宣传策略十分必要。

第二节　消息来源

Fairclough（1989：54）指出，新闻报道和其他新闻形式反映了媒介话语背后的权利、地位和其他权势阶层的关系。单个语篇本身并不重要，重要的是媒介通过不断重复价值观念和思想意识，将读者框定在自己为其设置的话语框架中，以此来行使它的权利。文本中的行动者往往和行动词是并置的，从行动词入手探入文本语境，往往可以追溯消息来源和权力主体，探讨烟草报道中谁主导着话语权、发号施令或展开行动。在新闻报道中，常见的表示消息来源的词汇包括"说""表示""认为""指出"等，与上述词汇类似，还有一些表意相对柔和，号召人们去奉行的词汇，如"呼吁""建议"等，当然也有强烈和坚决表意的词汇，如"要求"，这些词汇在不同的语境中展示出了不同信源的立场和态度。

研究提出问题 R8.2：还原到具体的新闻语境中，哪些群体是主要的信息来源？其中谁更强势，谁更柔和？

与此同时，还有明确展开行动的词汇，如"实施""开展"等，也可以作为引线穿回到文本中提炼出媒体聚光灯下的行动者和行动事件。故提出研究问题 R8.3：在烟草相关新闻中，哪些群体在行动？参与的事件是什么？

为了回答研究问题 R8.2，研究梳理了三类表示言说的词汇，从表达态度的强弱上对其做出简单区分。在研究"谁说了什么"这个问题上，我们的关注点更多的是信源本身，故以词序在左的高频词排序为首要排序标准，筛除连词、助词和表意模糊的代词，同时为了保障研究的可信性，选择 MI 值大于 3 的词汇进行分析。

表 8.1 引述消息来源的搭配词分析（中性表达）

词汇	词频	词频（左）	词频（右）	统计量（MI）	搭配词	词汇	词频	词频（左）	词频（右）	统计量（MI）	搭配词
说	344	325	19	5.62045	报告	表示	570	552	18	6.51169	专家
	367	281	86	5.12115	研究		789	441	348	4.52754	控烟
	279	273	6	5.90811	主任		396	392	4	7.32431	负责人
	407	257	150	6.32069	卫生部		386	384	2	6.94283	主任
	430	254	176	3.13093	记者		390	352	38	3.55645	记者
	258	237	21	5.28845	人员		278	277	1	8.87031	发言人
	234	209	25	4.66085	专家		246	246	0	7.33649	采访
	203	194	9	5.79391	负责人		231	223	8	5.95509	新闻
	191	175	16	4.26477	报道		228	212	16	5.51807	协会
	182	174	8	6.67011	教授		206	202	4	7.18069	人士
认为	509	502	7	7.14149	专家	指出	702	698	4	8.35789	报告
	125	124	1	7.98527	笔者		502	496	6	7.4704	专家
	127	118	9	5.11053	调查		345	296	49	5.91826	控制
	128	113	15	5.10625	市民		237	205	32	6.19863	研究
	133	110	23	5.01628	研究		342	173	169	4.83404	中国
	112	107	5	7.09464	人士		176	170	6	5.94239	会议
	120	77	43	4.79605	烟民		178	140	38	3.81992	工作
	77	77	0	6.26432	网友		138	138	0	6.87166	通知
	79	71	8	5.3548	代表		135	132	3	5.37436	联合
	128	65	63	3.0039	公司		168	125	43	8.27105	评估

通过对"说""表示""认为""指出"这四个在新闻报道中常用于引述消息来源的词汇进行搭配词分析后发现，"专家"和"报告"是最为显著的消息来源。其次是表示官方机构或代言人的"主任""负责人""发言人"，再次是"报道""记者""笔者"所代表的新闻机构的发言立场，还有代表民众的词汇多与更为主观的意见表达词汇"认为"相搭配，包括"市民""烟民""网友"等，而与前文研究大相径庭的是，烟草集团与其在报道文本中的高频排序相反，似乎很少直接充当消息来源，仅有"公司"一词与"认为"搭配，在282144篇报道文章中出现了65次。

仅从搭配词出发，可见媒体信源还是比较多元的，兼顾了不同立场的各类主体。臧国仁（1999：165）认为，消息来源是社会行动之竞争者，彼此竞相在媒介论域中争取言说论述的主控权。这些竞争者各自透过组织文化动员资源与人力，建构符合组织框架的言说内容，并试图接近媒介，以争取其接纳论点，成为新闻框架的核心与基本立场，从而影响社会大众，建构社会主流思潮。

以"专家"和"（研究）报告"为代表的知识权威，在烟草相关报道中的强势"话语权"与媒体自身的策略选择不无关系。前文分析过，在宏观博弈场之中，各个主体内部也存在着博弈和角力，尤其对政府等相关官方机构而言，支持控烟联盟和反对控烟联盟之间的较量给予了媒体一定的空间和挑战，需要在报道中微妙地把握某种平衡，在官方、资本和人心中找到恰切的着力点，宣扬自己的立场。而诉诸"专家"等理性与科学的化身便成了媒体在平衡之上借力的最佳支点。

此外，代表官方机构的词汇紧随其后，成为第二优先消息来源，说明媒体与官方组织之间的亲近性，这与我国的媒体体制不无关系，官方机构的话语和行动在很大程度上影响着媒体的报道。而为了最大限度地争取同盟成员，民众的意见也成为媒体优先考虑的消息来源，他们的意见在媒体平台上的呈现一方面有利于制造共情，获取信任；另一方面是民间话语与官方机构公开"对话"和"协商"的重要机制。而且从代表民众身份的修辞上看，无论是"烟民"，还是"网友"，其立场倾向和活跃领域已经有了大致判断和勾勒，将他们作为消息来源，营造出"意见的自由市场"，让多元观点都有展示空间，更利于媒体中立客观形象的巩固。

表 8.2　引述消息来源的搭配词分析（命令表达）

词汇	词频	词频（左）	词频（右）	统计量（*MI*）	搭配词
	1243	1009	234	5.31436	工作
	830	788	42	8.15066	通知
	454	445	9	6.85768	公约
	439	405	34	4.95644	控制
要求	362	359	3	6.81063	框架
	581	329	252	3.9186	控烟
	311	288	23	5.45429	会议
	243	199	44	3.81609	活动

续表

词汇	词频	词频（左）	词频（右）	统计量（*MI*）	搭配词
要求	304	198	106	4.51809	无烟
	215	195	20	5.79892	卫生部

对命令表达词的左侧高频搭配词进行分析发现，除了明确身份的"卫生部"和可被猜测的《烟草控制框架公约》，剩下的词汇语义比较模糊，"工作""通知"和"会议"的主体无法确定，但基本可以推测是组织机构，而非松散的民众。而通过纵览这一词的搭配词，"控烟"和"无烟"依然是"要求"的主要内容。

表8.3 引述消息来源的搭配词分析（柔性表达）

词汇	词频	词频（左）	词频（右）	统计量（*MI*）	搭配词	词汇	词频	词频（左）	词频（右）	统计量（*MI*）	搭配词
呼吁	512	498	14	7.84714	专家	建议	687	468	219	5.0499	控烟
	670	424	246	5.78194	控烟		246	218	28	7.90293	委员
	312	306	6	7.46084	协会		318	217	101	4.30916	中国
	467	271	196	4.91801	吸烟		223	216	7	6.20815	协会
	261	177	84	4.79237	中国		224	186	38	6.78734	代表
	169	157	12	6.05524	组织		198	138	60	3.75872	健康
	161	142	19	5.62098	无烟日		153	135	18	7.91325	人大代表
	209	136	73	5.54892	世界		158	134	24	6.10671	癌症
	212	134	78	5.564	控制		134	110	24	5.14503	专家
	193	134	59	4.49001	健康		140	107	33	8.76309	提案

如上表所示，在柔性表达词的左侧高频出现的主体依旧是"专家""控烟协会"和"人大代表"等。

总体来看，媒体在烟草相关新闻报道中惯用专家学者为主要诠释者，这是因为"专家资源意味着可信度、权威性与某种相对于政府官员和企业家的公共性和独立性"（赵月枝，2011：219），无论是命令表达，还是柔性表达，控烟、禁烟都是被强调的重点。但是命令表达的主体更偏向严肃的法律条例、框架公约或严密的组织，而非官员，主体的"行政性"被弱化了，强调的是作为整体的机构，而柔性表达则既有官方组织，亦有专家学者。综上可推断，在烟草相关报道中，与媒体联盟最为紧密的是非政府组织中的知识权威，一般来说，他们态度鲜明地主张控烟，且会以健康传播的姿态来分享控烟知识，以达到普及健康知识的首要目的、改变公众态度的次要目的，以及影响公共政策的最终目的，在这种语境下，拥有知识资源和权威身份的专家与拥有话语赋权的媒体形成了较为稳定的联盟结构，在话语博弈中取得了占优策略。综上回答了研究问题 R8.2。

第三节 行动者与行动内容

为了回答研究问题 R8.3"谁做了什么事"中"谁"与"什么事"两个问题，在选择行动词时，并未严苛地筛选所有高频动词，仅在高频词表中选择了"开展"（29）和"实施"（79）两个排序靠前，具有代表性且前后词汇搭配歧义较少的词汇，考察行动者在新闻报道中的活动。为了明确施事者与受事者，在排序筛选上分别参考了左、右两种词序排列标准。

表8.4 行动者"开展"行动内容搭配词

词汇	词频	词频（左）	统计量（MI）	搭配词	词频	词频（右）	统计量（MI）	搭配词
开展	3362	2176	3.43655	烟草	4688	3934	7.08145	活动
	1061	1018	5.31016	部门	2306	1989	6.78269	宣传
	1237	887	6.25616	联合	2593	1958	5.07204	控烟
	974	872	5.13806	烟草专卖局	1718	1410	6.87579	行动
	721	587	4.77695	市	1507	1369	7.59238	专项
	754	533	5.2052	单位	2306	1336	5.20135	工作
	413	389	5.32252	局	1820	1280	5.06498	健康
	470	376	6.08356	社区	1241	1092	5.54287	无烟
	465	319	4.73559	医院	909	803	7.08163	整治
	468	215	4.64409	卫生	937	750	3.89516	禁烟

与引述话语中的弱势相比，在行动报道上，烟草集团成为较为显著的关注对象。在对"开展"一词左侧词频进行分析的过程中，烟草集团的出现频次与医院卫生系统相比多了10倍。结合前文中的索引语境，可以看出烟草集团开展

的烟草市场专项整治活动在整体报道文本中占有重要地位，除此之外，社区、医院和卫生系统的控烟工作也是活动报道的重点。

烟草集团的市场整治行动大多以规范烟草市场为目的，是对既有利益的保护，也是对烟草专卖制度的巩固和维护。在权力关系的运作中，媒体此类报道对烟草专卖体制的合法化和正规化进行了强调，也对烟草市场的制假贩私行为起到了威慑作用。与此同时，无烟环境的营造也是其他行为主体"开展"的活动之一，但是相比烟草集团的高频出镜率，"社区、医院"等"控烟派"与"开展"一词的联结明显弱化一些。研究无法直接判断烟草集团的活动报道远高于无烟环境营造的活动报道，但通过该词汇的搭配词分析，可以发现烟草集团与媒体的隐形结盟，这种结盟并不会因为控烟运动的大势所趋而被弱化，在国家体制规划的担保和维护下，即便媒体可以拒绝烟草集团的资本诱惑，也无法抗拒烟草集团在国家政治体制中的行政权力和举足轻重的影响力，这也就出现了"售烟"与"控烟"在同一张报纸上共存的现象。

表8.5 行动者"实施"行动内容搭配词

词汇	词频	词频（左）	统计量（*MI*）	搭配词	词频	词频（右）	统计量（*MI*）	搭配词
实施	3706	2749	7.87479	条例	1289	897	4.80293	禁烟
	1875	1850	7.89904	正式	691	564	5.76474	室内
	2170	1567	4.91956	吸烟	566	447	7.18105	战略
	1538	1220	6.20827	控制	648	400	5.69632	规定
	2191	1101	6.05034	公共场所	474	369	6.25473	工程
	1826	977	5.01375	控烟	434	325	5.02052	禁止
	760	683	6.27344	开始	316	274	4.80323	情况
	717	601	8.17982	管理条例	275	264	6.10159	一年
	699	591	8.33699	实施细则	328	246	3.93246	工业
	875	549	7.28795	禁烟令	399	226	3.11806	工作

"实施"是指用实际行为去执行，偏向书面表达。在本研究的样本中，实施的主体基本上是法令条例，而实施的客体则是"禁烟""室内"等。结合语境不难判断，这一动词凸显的是公共场所控烟条例在各地的落实，而修饰"实施"的词中高频出现了"正式"，界定了实施行为的合法性和庄重程度；右侧高频词中还有对实施情况、实施一年后的总结等。结合上表基本可以判定词汇的高频

使用语境都是偏向控烟条例的发布和施行。但是高频词仅展示了实施的对象是控烟条例，实施的范围是"公共场所"和"室内"，根据上下文，被规训的对象应该是在控烟条例实施范围内违规抽烟行为，但条例的实施者被隐匿了，制定条例的人也并未在语境中高频出现。为了进一步了解实施条例的前置情况，研究考察了"立法"一词的高频搭配词和语境。

表 8.6　行动者"立法"行动内容搭配词

词汇	词频	词频（左）	统计量（MI）	搭配词	词频	词频（右）	统计量（MI）	搭配词
立法	2022	1443	6.6994	控烟	416	296	4.71682	工作
	948	526	5.8982	禁烟	282	250	6.89937	计划
	814	466	6.16041	公共场所	249	209	3.72329	记者
	478	366	6.45857	条例	197	184	9.67858	听证会
	438	338	6.02658	无烟	216	167	5.55242	禁止
	562	290	4.50907	吸烟	168	138	4.7484	项目
	262	229	7.16618	地方	138	119	5.4396	执法
	260	217	5.72386	通过	126	96	4.87231	规定
	290	177	5.3399	控制	159	91	5.18364	室内
	214	156	5.26212	国家	88	83	7.97367	进程

世界卫生组织的《烟草控制框架公约》对国家层面控烟立法有明确要求。在烟草相关新闻中的立法工作和计划都与公共场所控烟、禁烟相关，而立法主体的词汇中，地方立法远远多于国家立法的出现频次，这与我国控烟立法的实际情况基本吻合。尤其近年来，不少城市积极响应控烟运动，控烟立法的地方政府越来越多，也得到了媒体的报道和热议，而国家层面的立法进程却"语焉不详"，仅在重大时间节点上有所提及，在试行出台和审议搁置中不断徘徊。"立法"的右置高频词中，"计划""听证会"和"进程"勾勒出了在现实中立法的程序和节奏，凸显出立法的严肃性和复杂性，也暗示了立法的难度和过程的缓慢。

综上所述，尽管研究所选动词词汇表意有限，并不能代表整个样本做行动者的活动分析，但是通过这三个词呈现出的语境不难看出，在活动报道上，控烟运动的热潮并没有削弱具有"官方血统"的烟草集团的"出镜率"；控烟立法的工作在不断推进，但过程较为缓慢，程序比较复杂；出台控烟条例在各地实施，但实施的主体并不明确。在媒体语境中，对于研究问题 R8.3 "谁做了什么"这个问题，本研究给出的回答：①烟草集团的市场规范活动；②卫生系统的控烟主题活动；③地方和中央的控烟立法活动；④地区性的公共场所控烟条例实施活动。由于无法判断各类活动的报道篇幅，所以不能笼统地得出媒体的主观倾向，但通过这些活动可以看出，无论主体是谁，媒体的报道都在权力系统中不断强调现有制度的合法性，维护这种合法性，并力图通过报道赋予其他行为以合法性。这印证了汤姆森（Thompson，1990）所谓 "媒体服务于主导社会统治关系" 的论述，但不能否定转型社会时期，媒体与社会结构、政府议程之间的互构作用。

单元小结

通过媒介表征的梳理可以发现，烟草控制与烟草经营两种截然相反的议题在签署《烟草控制框架公约》后的十六年间是此起彼伏、共生共存的，尽管在某些时间点起伏变化有所波动，但整体来看，这两种框架在社会表征系统中都长期存在，并在竞争中平衡；关键事件的还原将社会变迁赋予控烟运动的动能和阻力一一展现；从演变的角度来看，烟草经营的表征偏向宏大粗放，而烟草控制的表征偏向微观具体。

媒介表征中也体现出了地域性的差异，从全局来看，控烟报道并不平衡，在烟草大省和非烟草大省之间甚至存在巨大反差，这种差异在中央级媒体的表达上得到了微妙的调和，但仍显示出控烟议题在中国境内不同区域具有不同的价值地位。通过行动者搭配词的分析，发现通过行动团体间存在话语的割裂与固化，而这种路径依赖的现状恰恰也是因为控烟议题缺乏进入公共议程而造成的。

综上所述，媒介表征反映出表层共识中时间脉络、地域差异、行动团体间的割裂与对抗。

第三单元
舆论表达：中国控烟运动的数字媒介实践

第九章

搜索：媒体聚焦与用户关注的偏离与重合

媒体技术的变革冲击着社会生活的方方面面。

很多学者对互联网的发展在国家和社会之间相互进行赋权和改造都进行过论述。在考察了中国的互联网发展进程后，有学者提出，除了赋权、分权之外，互联网在国家与社会之间制造了一种递归关系，相互改造二者之间的互动。（郑永年，2014）除了媒体生态和社会结构的变局，数字媒体技术同样催生着对媒介研究的整合范式。受到"实践转向"的启发，媒介研究呈现出"去中心化"和"去二元化"的特点。黄旦（2016）指出："媒介实践不是人们用媒介做什么，而是媒介使人做了什么，形成了什么样的传播形态，由此产生了什么样的改变。"

数字时代的舆论表达不仅仅是考察舆论文本的内容本身，更包含着不同主体在数字时代的媒介实践。

第一节　数字媒介实践的类型

尼克·库尔德利认为，媒介实践研究范式，首先，需要研究者全面地去探寻人们所有和媒介相关的活动、言论乃至思想。其次，鉴于人们每天都在从事很多种跟媒介相关的社会实践，所以研究者也可以去探寻人们是如何理解多元化的媒介相关实践，并在实际生活中是如何协调管理它们的。最后，应关注社会领域里的多重社会实践的相互关系问题。认为由于媒介并没有一味地在社会实践中扮演核心角色，所以他更关心媒介相关实践之间的相互关系和互动形式，即用全新的实践范式来重新审视关于社会权力的问题（顾洁，2014：23-25）。

库尔德利（2016b：38-39）指出将媒介视为实践有四方面好处是：第一，实践与规律性相关；第二，实践是社会性的；第三，实践指向需求，让我们探索与媒介相关的习惯如何由基本需求形塑；第四，实践和行为的联系为我们以规范的方式思考媒介提供了独特和重要的基础。在他看来，在数字融合时代，媒介实践具有多种类型，"媒介"在基本层次上是社会现象，社会行为使人的习惯做法稳定，并使之互相区别。

库尔德利（2016b：46-57）尝试对数字媒介实践的行为习惯进行了分析，如"搜索与搜索能力的养成""展示与被显示""在场""归档"，以及复合型媒介习惯"跟上新闻""评头论足""开放一切渠道""筛选"等，认为这些行为习惯显示出"实践的深层动态关系开始浮现出来：随时保持'接触'的需要，获取信息的需要，接触他人的需要，维持在公共领域里'在场'的需要，以及挑选和屏蔽的需要，结果就产生对他人的选择性注意和不注意"（齐爱军，2017）。根据库尔德利的实践画像，结合我国互联网生态的现实情境，研究将从搜索、展演、参与和网群互动四个维度一一展开讨论。

第二节　基于搜索趋势的注意力考察

大众媒介的深层法则是不断维持自己的注意力，而现代人最常规的一个问题就是对任何问题的注意力和兴趣的持续不断缩短（陈卫星，2009）。因为互联网是一个无限量的信息库，所以凡是互联网的使用，无论多么简单，都需要搜索（尼克·库尔德利，2016b：47）。

延森（2018：97）认为，"网络搜索引擎使得我们用前结构（pre-structured）的方式获取信息"。其中"前结构"是由海德格尔提出的，指的是个体所受到的文化、经验和习惯的潜在影响，这种影响在人们进行认知活动时会产生正面或负面的引导作用。而通过探查这种"前结构"，可以洞察互联网用户的思维定式，解释其行为习惯。

互联网用户的搜索数据可以客观地呈现出用户对于某一话题的关注程度。由于我国网民使用网络搜索的习惯，研究拟通过"百度指数"来呈现媒体和普通用户对于"烟草"和"控烟"话题的关注情况。

研究选取了"烟草""禁烟""控烟""无烟"四个词做比较，根据百度指数囊括的新闻和搜索数据库时间限制，以2011年1月1日为时间起点，以2019年1月1日为时间节点。

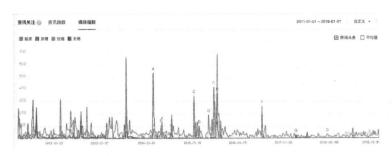

图 9.1　2011—2018 年百度搜索媒体指数

　　上图是百度指数关于"新闻资讯在互联网上对特定关键词的关注及报道程度及持续变化"图，暨"媒体指数"的流变情况，其算法标准是"以各大互联网媒体报道的新闻中，与关键词相关的，被百度新闻频道收录的数量，采用新闻标题包含关键词的统计标准，数据来源、计算方法与搜索指数无直接关系"①。根据名词解释可以发现，媒体指数与媒体发文的题目具有较大的相关性，故仅考察"烟草"媒体指数并不能单纯判断文章的倾向与属性，因为文章既可能是有关烟草经济的报道，也可能是烟草控制的报道，加入"禁烟"等关键词可以对社会整体的网络搜索趋势有更加全面的把握。

　　根据上图，媒体对于控烟话题的关注呈现出波动较大的起伏，但是几个峰值展示的新闻题目仍是与控烟相关的话题，如 2013 年 5 月的"烟草"关键词（蓝色峰点）中排名前列的新闻是关于当年"世界无烟日"中禁止烟草广告和烟草赞助的报道，2014 年 4 月的新闻头条（绿色 A 点）是有关领导干部带头"禁烟"的报道，2014 年 11 月是关于"首部公共场所控烟条例征求意见"的报道，2015 年中密集的报道流则都是与北京最严禁烟令以及控烟执法相关的新闻，2016 年 5 月的焦点新闻（黄色 F 点）是"国家级控烟立法已进入最后阶段"，而 2016 年以后，四个关键词相关的新闻逐渐减少。

　　综上所述，在网络媒体空间，"控烟、禁烟"的媒体表述更加广泛，烟草相关的正面报道则很难成为头条。一方面，与控烟运动进行到这个阶段形成的广泛社会基础和健康氛围有不可分割的关系；另一方面，媒体的内容生产与网络媒体的消费者和用户也有密切关系，无论是电脑，还是移动终端，互联网的信息用户是需要一定的准入条件的，在营造健康无烟环境的舆论大背景下，互联网作为媒体内容的新载体，受众的注意力成为稀缺资源，对大部分媒体而言，

① 参见百度指数．[EB/OL]．[2019－7－1]．http：//index. baidu. com/Helper/？tpl＝help&word＝#wmean.

"政治正确"是需要在题目中就能一目了然有所体现的，所以在用户"用点击率投票"的背景下，常态化的新闻往往被沉底，而言简意赅地表明核心内容则更容易登上头条。

而对用户而言，他们的搜索兴趣又是什么样的呢？研究对全国范围内八年的网民搜索趋势做了采集，如下图所示。

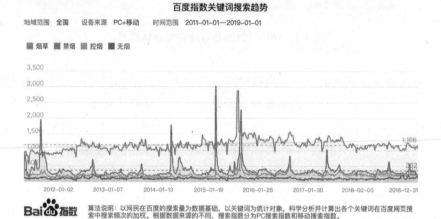

图 9.2　2011—2018 年百度指数网民搜索趋势

关于百度搜索指数的界定如上图所示，是"以网民在百度的搜索量为数据基础，以关键词为统计对象，科学分析并计算出各个关键词在百度网页搜索中搜索频次的加权"。研究选取的是电脑和移动终端的整体数据。

从搜索量来看，关键词"烟草"的搜索量远远超过了另外三个关键词，"禁烟"与"控烟"的搜索趋势比较相近，相比之下，前者均值更高一些，"无烟"的日均搜索量太低而难以看出起伏。而从时间流变趋势来看，除了与媒体指数中几个峰值的时间相近外，"禁烟""控烟"的搜索峰值容易在每年的五六月和年底出现，而"烟草"的搜索除了 2015 年 5 月的峰值之外，基本比较均衡，搜索热点的原因是由于我国宣布调整卷烟消费税。

当我们细化各类关键词到需求图谱时可以发现，有关"烟草"的搜索相关词是"烟草公司招聘""应聘""烟草网上订货""烟草公司稽查"等。有关"禁烟"的相关搜索往往是禁烟标志图片、手抄报、标语等。而与"控烟"相关的则是控烟工作计划、控烟宣传资料、控烟奖惩制度、控烟巡查制度、控烟工作总结等。有关"无烟"的搜索量太低，没有形成需求图谱。

综上所述，网民对于"烟草"的搜索需求引出的是对信息的分流，通过搜索引擎要达到其他涉及烟草的商业活动的网络渠道，而对于"禁烟"和"控烟"则更偏向文本，通过搜索搜罗有关控烟、禁烟宣传、工作安排的文本内容。尤其每年世界无烟日前后和一年始终，这种搜索活动呈有规律的增长，说明控烟、禁烟工作已经得到重视并深入工作生活中的特殊时间节点，但又暗示着一种社会现实：控烟、禁烟工作仅仅停留在计划、规章和总结等文本中，具体到实施成效如何，通过搜索中心词的前后需求词则难以推断。

第十章

展演：热门话题的表达实践

新信息传播技术在虚拟空间中对公民政治身份产生新的组合功能，新形态的社会意识使得政治竞争的权力关系变得更为灵活、丰富和多样化，从而可能弥补现实层面政治竞争中权力关系的僵化和脆性。公民不再拥有相对固定的阶级地位，相反，他们对民主活动的直接参与所依赖的身份在本质上只是一种相连的临时性位置的副产品。这样，一个新的以网络为基础的社会网络化进程能够灵活地跨越边界发挥影响（Vincent Mosco，2005：113）。社交媒体则极大程度地展现了在技术赋权带来的权力关系改变中，各类主体的话语张力与立场边界的推拉。

第一节 呈现与规律

作为中国极具代表性的社交媒体，新浪微博诞生于 2009 年 8 月，是一个基于用户关系的信息分享、传播以及获取信息的平台，被称为中国本土的"Twitter"，是中国网民网络社交的重要平台之一："数据显示，仅在 2010 年舆情热度排名前 50 的舆情案例中，由微博首次曝光事件的案例就高达 11 起，占 22%。再之后，无论是'我爸是李刚'等社会类事件，还是明星艺人的绯闻消息，微博都是主要爆发阵地。显然，微博早已成为公共议题的舆论场，乃至于政务类、媒体类的内容分发平台都纷纷加设了微博。"① 尽管在发展中几经产品迭代和竞品冲击，但新浪微博突出重围，在中国依然是最具代表性的公共议题社交媒体讨论平台。截至 2018 年年底，新浪微博的月活跃用户已经达到 4.62 亿。② 研究以新浪微博为载体，通过爬取历年来控烟相关的用户数据来研究以下问题。

R10.1：历年来，控烟、禁烟相关的热门微博体现出怎样的规律和趋势？

---

① 李晓蕾. 微博十年，再次走到十字路口 [EB/OL]. （2019-7-3）[2019-10-24]. https：//36kr. com/p/5221344.

② 新浪科技. 微博月活跃用户增至 4.62 亿 年度营收破百亿 [EB/OL]. [2019-3-5]. https：//tech. sina. com. cn/i/2019-03-05/doc-ihrfqzkc1446626. shtml？source＝cj&dv＝1.

R10.2：不同主体在热门微博中说了什么？具有怎样的意见主张和情绪特征？

针对研究问题 R10.2 又可以分解为以下两个研究问题。

R10.2.1：不同主体间是否存在对立的话语？文本表达中体现出了各主体怎样的互动策略？

R10.2.2：不同主体的意见和情绪互动在时间和情境的转移下是否产生了变化，产生了何种变化？

R10.3：综合上述问题，体察热门微博的具体内容和情境，这种社交媒体的展演体现出了怎样的互动特点？

根据@微博客服发布的《热门微博管理规范试行版》①，热门微博的"热度数值是根据该微博转、赞数和微博发布时间等各项因素，算出热度基数，和热度权重相加，得出最终热度值。真实用户（由站方反垃圾策略确定）的转发、赞都会实时影响上榜微博热度，热门微博榜单也会根据每条微博的热度，由高到低，即时变化"。为了筛除冗余信息，更加聚焦传播度广的社交媒体控烟、禁烟信息，搜索类型设为"热门"，在新浪微博高级搜索中分别以"控烟"和"禁烟"为关键词进行搜索，搜索时间从微博开设之始，到2018年12月31日为止，共收集微博6969条，爬取类目主要包括发帖时间、博主名称、微博内容、转评赞数量，发帖人类型、粉丝量、关注量和截止日期前微博数量以及自定义描述等。其中发帖人类型是根据新浪微博的认证与否进行判断的，主要分为认证用户、非认证用户，其中认证用户又可以分为官方机构认证和个人认证；而非认证用户中除了大量的普通用户外，也有很多具有影响力的"头部用户"，即微博舆论领袖，尽管没有经过新浪微博认证"加V"，但在舆论生态中起到了重要的引领和导向作用，也可称之为"大V"。

经过统计，收集微博中认证用户（$N=6395$）和非认证用户（$N=574$），而认证用户中包括微博官方认证（$N=4847$）和微博个人认证（$N=1548$）。最早相关微博是2010年11月14日的一条"大V"微博，2009年无相关热门微博，按照年度的微博总量如下表。

---

① @微博客服. 热门微博管理规范（试行版）[EB/OL]. (2014-10-17) [2018-11-2]. https://weibo.com/p/1001603766710724380562.

表 10.1 2009—2018 年各年热门微博数

年份	2009	2010	2011	2012	2013	2014	2015	2016	2017	2018
热门微博数	0	1	95	191	276	1286	1248	1275	1309	1288

可以看出，热门微博中，官方认证用户的言论占大部分，非认证用户的微博数仅有 8.2%，不足总数的十分之一，而认证用户中，官方机构的微博数将近个人用户微博数的 3 倍，说明在热门微博中，官方机构的话语量级占有压倒性优势。在控烟、禁烟相关热门微博中，一般公众进入展演"舞台"的概率非常有限。

热门微博数在 2014 年有了指数级的明显增量，一方面随着互联网与移动客户端的普及，微博用户激增，发帖量和帖子热度有所提升；另一方面，随着健康观念日渐深入人心，互联网用户对于控烟议题的关注度逐年增长，更为关键的是，2014 年新浪出台《热门微博管理规范（试行版）》，明确了热门微博的算法和运行规则，或与前期的热门微博算法有所出入，所以 2014 年以后，控烟、禁烟相关的热门微博激增。

也正是因为 2014 年前后，不同年份间热门微博数量差异过大，研究力图通过周期性的数据趋势来探索新浪热门微博的流变规律，故以 1 年中的 12 个月为时间坐标，计算 10 年来不同月份控烟相关热门微博的数量和传播影响力。

对于各条微博传播影响力的考察，依据"微博传播指数（BCI）"[①] 的设计进行计算。微博传播度 W 指标及权重分别为转发数 X_1（20%）、评论数 X_2（20%）、原创微博转发数 X_3（25%）、原创微博评论数 X_4（25%）、点赞数 X_5（10%），即 $W = 20\% * X_1 + 20\% X_2 + 25\% X_3 + 25\% X_4 + 10\% X_5$。上述指数是针对微博账号传播度进行评估，而本研究中选取的微博均为"热门微博"，并未区分原创和非原创，故参考指标体系中 X_1、X_2、X_5 的赋值，对微博传播度的评价权重为转发量（40%）、评论量（40%）、点赞量（20%）。下图对各月的热门微博总量和影响力的平均值进行了综合统计。

---

① 清博指数. 微博传播指数（BCI）[EB/OL].[2018-11-15].http://www.gsdata.cn/site/usage-2.

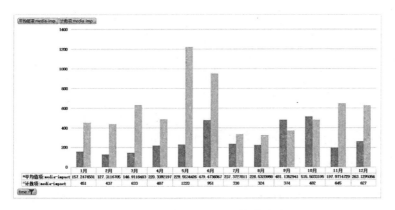

图 10.1　历年各月热门微博量统计

如图所示，每年的五六月，与控烟、禁烟相关微博数量激增，这与我们平时感受到的社会现实吻合，即在世界无烟日前后，对于控烟、禁烟的宣传比较集中，但是从其平均影响力上看，热门微博数量最多的 5 月，平均影响力反而平平，而 9 月、10 月的热门微博数并不突出，平均影响力却较为显著。当标志性时间节点的宣传已经成为"规定动作"，信息的内容板结化，难以引起用户们持续高涨的兴趣，往往宣传量越多，平均传播力反而越弱，传播内容难以入脑入心，仅仅停留在程式化的宣导中，难以引起共鸣。而 9 月、10 月的平均影响力较高，这应该是与某几个具有典型意义的舆情事件相关。控烟、禁烟本就与日常生活息息相关，如"搭车"相关舆情事件则更能引起公众的回应，形成较为可观的舆情影响力。

故回答研究问题 R10.1，根据时间流变观察热门微博，可见：第一，随着网络用户的增长和控烟观念的普及，与控烟相关的微博数量越来越多；第二，按照月份的汇总，体现出了周期性的微博数量规律，每年的世界无烟日左右，热门微博数量激增；第三，热门微博平均影响力与时间周期的关系并不明显，推测与热门事件关联更密切；第四，认证用户，尤其官方机构占据了热门微博的大部分话语权。但是具体各类主体的话语表达和言论立场将在下一节进行细致分析。

第二节　不同主体的话语策略与情绪表达

根据上文对新浪微博中用户的分类，可以按照下图对所有博主类型进行归

125

类。但是与上文探讨有所出入的是，不仅政府机构、媒体、民众具有混杂的身份立场，在现实生活和新浪微博的平台上，NGO与企业的立场和动机也更加复杂。并不是所有NGO都积极支持控烟立场，有报道称，国外烟草企业为了转移公众对吸烟危害的注意力，资助某慈善组织游说政府①；同样的企业主体中，医药类企业为了推销自己的产品，也会表现出积极支持控烟的态度。所以研究先从整体出发对各个主体的发博主题进行聚类汇总、情绪分析，再回归到具体情境进行细致的话语分析。

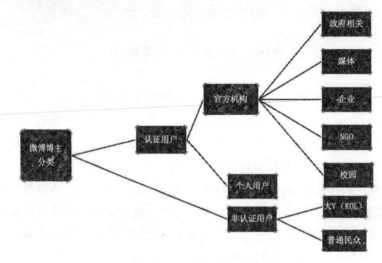

图 10.2　新浪微博博主分类

在上图中，个人认证用户和非认证用户中都有一部分粉丝众多且具有号召力的关键意见领袖，对于这些用户，研究并称为"大 V"。对于"大 V"，新浪微博给出的官方界定是"粉丝数超过 50 万或月均阅读量大于 1000 万"②，研究将以此为标准来区分"大 V"和普通用户。

按照上文的分类，对全部微博进行排序筛选后，每类主体发博量和平均影响力分别如下表所示。

————————

①　王聪，缪晓娟，刘俊. 英美烟草公司破坏中国控烟 资助 NGO 游说中国政府［N］. 国际先驱导报，2009-01-12.

②　新浪科技. 微博赋能内容作者收入 268 亿 内容生态更加活跃［EB/OL］.（2018-12-21）［2019-1-25］. https：//tech. sina. com. cn/i/2018-12-21-doc-ihmutuee1410472. shtml.

表 10.2　不同主体热门发博量及影响力

主体类别	发博量	平均影响力	影响力标准差
政府相关	1572	167.09	2975.90
媒体	2714	324.99	1862.87
企业	327	448.29	3018.09
NGO	184	98.55	404.85
校园	50	36.09	80.70
"大V"	959	440.99	2011.88
普通用户	1163	175.52	586.99

　　尽管媒体类主体在热门微博中占有最多的发博量，但是其平均影响力并不是最高的。由于一些明星工作室和粉丝后援团被归入"企业"主体大类中，所以企业主体的平均影响力是七类主体中最高的，但是从影响力标准差上也可以看出，企业类博主不同，热门微博的影响力差别也判若云泥。相比之下，"大V"们发布的热门微博具有较为可观的影响力，且内部差异相对较小。而在比较中，NGO、校园类博主的发博量、影响力比较薄弱，甚至无法与普通用户比肩。

　　总体而言，在控烟禁烟主题的热门微博中，媒体占有绝大多数的话语资源，其次是政府，普通用户也占有将近六分之一的话语空间。但是在微博影响力上，企业和"大V"则比较占有优势，但其内部也存在较大差异，即影响力聚集在少量话题上，微博影响力间离差水平较大。

　　回溯样本数据发现，不同主体在九年时间内发布热门微博的数量流变，与上文分析类似，每年的 5 月至 6 月是各类主体发布控烟相关热门微博的高峰时期。整体来看，媒体的总体发博量独占鳌头，而政府也"不甘示弱"，在多个节点时期开展了大力宣传，稍显意外的是，普通用户的发博量也多次登顶，超过其他主体，尤其 2017 年 5 月，回归到样本可以发现，让大多普通用户博主"沸腾"的控烟相关事件是青年偶像明星易烊千玺、关晓彤等成为世界卫生组织控烟倡导者，众多普通用户在微博上为偶像"应援"①。相比之下，剩下几类主体的热门微博量较少，分布相对平均。

一、基于 LDA 主题建模的博文话题聚类

在对上述七类主体的博文进行 LDA 主体聚类分析中，由于各类主体的发博量不同，对指定主题数量 K 具有直接影响。故研究根据主题覆盖率和结果的可解释性，对不同主体的主题数做了区别处理。

政府相关机构博主博文主题，当 $K=5$ 时，主题概率之和为 0.82；$K=6$ 时，主题概率之和为 0.99；$K=7$ 时，主题概率之和为 1.16。综合比较认为 $K=6$ 的解释度最好，权重词主题模型如下。

topic 1：宣传 活动 健康 卫生 开展 工作 进行 发现 文明 无烟日
topic 2：吸烟 禁烟 公共场所 条例 场所 控制 禁止 工作 罚款 全面
topic 3：无烟 中国 烟草 全面 健康 禁烟 立法 支持 上海 保护
topic 4：北京 实施 北京市 投诉 劝阻 违法 发布 行动 吸烟 举报
topic 5：禁烟 吸烟 列车 铁路 安全 旅客 地铁 抽烟 动车组 行为
topic 6：吸烟 戒烟 吸烟者 行动 危害 北京 烟草 二手烟 全文 展开

以上六个主题基本展示出了政府相关机构发送的有关禁烟、控烟相关热门微博的主题，分别是：①以"无烟日"为时间契机展开控烟等健康文明宣传活动；②对公共场所禁烟条例的实施及处罚措施进行公告；③呼吁立法建设无烟中国；④介绍北京、上海等公共场所禁烟立法和执行措施较为得力的城市控烟措施；⑤对公共交通系统的禁烟规定进行公告宣传；⑥普及"二手烟"的危害，劝诫吸烟者戒烟。

总体来看，政府类博主的博文主题聚焦在服务信息提供、法律条例规训和功绩展示三类。其中服务信息的提供与法律条例规训有区别和交叉，相同的是呼吁控烟，提倡健康文明的生活习惯与生活环境，但区别在于前者是柔性的提醒，后者则是刚性的规训。这种细微的区别在语言表述上或许很难明确地加以

---

① 应援，中文愿意为接应援助，现广泛应用于粉丝文化中，用于表明粉丝对偶像的支持打气。参见：郑石，张绍刚．颠覆与创造：新媒体环境下我国的偶像生产与粉丝文化[J]．新闻界，2019（06）：54-59．

区分，但从逻辑内核上看，是媒介化逻辑在社交媒体上对政治表达的影响。政府类博主需要适应社交媒体平台的表达规则，不再仅仅是政令的传达者、实施者、监控者，其"服务者"的身份在社交媒体情境中被强化，甚至需要以服务者的身份为主导发挥其他角色功能。在微博中，尤其热门微博中，很难看到传统意义上森严冰冷的规训，更多的是披上了"温馨""卖萌""诙谐"等人性化的外衣，如此才能达到传播的效果。与之相同，功绩的展示并不仅仅是对自身控烟措施的展示，还有通过对控烟得力城市成绩的重申，借由"榜样"的热点功能点明自己的态度，在此过程中，传播内容的重要性被削弱，而通过"热点"话题"上榜"则成为不少官微的运营逻辑与传播技巧。

媒体相关博主博文主题 当 $K=7$ 时，解释度最好，权重词主题模型如下。

topic 1：禁烟 列车 吸烟 全面 吸烟区 铁路 行为 全文 展开 电子
topic 2：中国 健康 无烟 世界卫生组织 国家 全文 展开 世卫 全国 危害
topic 3：吸烟 公共场所 条例 禁烟 北京 场所 实施 罚款 全面 禁止
topic 4：吸烟 烟草 表情 中国 世界 无烟日 香烟 撤除 建议 戒烟
topic 5：吸烟 禁烟 烟草 戒烟 公共场所 吸烟者 中国 二手烟 发现 烟民
topic 6：北京 协会 吸烟 镜头 文章 抽烟 电影 回应 学校 出现
topic 7：抽烟 禁烟 地铁 展开 全文 男子 领导 视频 小伙 提醒

媒体博主有关禁烟、控烟热门微博的七个聚类主题主要涉及以下三类议题：①宣传公告公共场所禁烟规定和措施，如列车全面禁烟、北京对违反禁烟条例者实施罚款等；②介绍建设无烟中国的背景，如我国烟民及烟毒危害现状、与世界卫生组织的公约、控烟立法的进程等；③与控烟相关的热门事件，如社交媒体撤除"吸烟"表情、影视明星文章火锅店违规吸烟事件、电影中吸烟镜头过多而被授予控烟协会点名批评、地铁上小伙劝阻吸烟事件、领导干部被要求带头禁烟等。

媒体博主的内容基本覆盖了社交媒体平台控烟话题的各个方面，从聚类主题来看，比较均衡，没有偏废，但支持控烟的倾向明显。

企业相关博主博文主题 当 $K=7$ 时，解释度最好，权重词主题模型如下。

topic 0：禁烟 表情 抽烟 链接 展开 网页 地铁 今天 全文 协会
topic 1：禁烟 链接 网页 抽烟 展开 全文 今天 政府 食物 饮食
topic 2：中国 健康 烟草 戒烟 世界 无烟日 今天 危害 禁烟 生活
topic 3：禁烟 链接 网页 运动 全文 锻炼 人体 毛细血管 展开 效果
topic 4：禁烟 抽烟 展开 全文 网页 表情 英国 今天 链接 香烟
topic 5：世界卫生组织 无烟 倡导者 公益 中国 世卫 大使 视频 拍摄 下一代
topic 6：吸烟 禁烟 公共场所 全面 场所 北京 条例 禁烟令 最高 实施

　　企业类博主有关禁烟、控烟热门微博的六个聚类主题涉及的议题除了与上文相似的宣介相关控烟条例的出台与实施之外，第一，重点介绍了吸烟对健康的危害，而强调吸烟危害的企业类博主除了医疗机构外，还有一些健身服务公司等，支持公共场所无烟的则包括商业办公场所、餐饮业等品牌官微。第二，围绕以易烊千玺为代表的明星，作为世界卫生组织中国健康特使、控烟倡导者的社会身份进行全方位的系列宣传，不仅包括明星自身的工作室、后援会，也有大量其他企业博主借明星热点进行营销宣传。

　　纵观这些企业微博，基本没有大张旗鼓地反对控烟或对禁烟措施表示质疑，反而大都以"从我做起"的姿态展示对控烟运动的支持。然而，无论是强调戒烟有利于健康的健康经济思路，还是支持室内禁烟的积极响应以招揽客流的暗示，抑或通过人气偶像的控烟大使身份积聚"流量"的推广，其信息传播的内核依旧反映出了对利益的追逐，在社交媒体提供的公共话语平台上，品牌营销的痕迹或深或浅，但转化、变现的目的十分明确。

　　普通用户博主博文主题　当 $K=10$ 时，解释度最好，权重词主题模型如下。

topic 1：世卫 视频 倡导者 大佬 离骚 全球 封面 哥哥 水母 艺人
topic 2：禁烟 运动 大爷 效果 发现 毛细血管 人体 锻炼 东北 吃饭
topic 3：禁烟 林则徐 领事 广州 一种 纷纷 张嘴 盛宴 微笑 事后
topic 4：烟草 健康 戒烟 世界 无烟 今天 中国 二手烟 危害 无烟日
topic 5：禁烟 链接 广告 网页 创意 喜欢 泰国 一起 今天 公益广告

topic 6：禁烟 公款 旅游 中国台湾 中央 会议 领导 预测 严控 禁令
topic 7：禁烟 抽烟 中国 发布会 新闻 奥沙利文 现场 地铁 随心所欲 香烟
topic 8：禁烟 吸烟 公共场所 全面 北京 场所 禁止 烟民 条例 罚款
topic 9：公益 大使 全文 展开 中国 爱心 倡导者 基金 健康 世界卫生组织
topic 10：禁烟 广告 一起 喜欢 问题 知道 现在 今天 关注 餐厅

普通用户的主题模型分类比较多，涉及的内容也较庞杂，如 topic 1 和 topic 9 都比较明显地指向具有控烟大使身份的影视明星易烊千玺等艺人，同时，借此国际化、公益性的身份引出艺人的新动态，如发单曲、换发型等，尽管琐碎，甚至与控烟的标签文不对题，但在微博中拥趸众多，是积聚人气与热度的重要议题。而 topic 2 和 topic 3 则分别包含了几个与"东北""大爷"以及"林则徐"在广州禁烟相关的笑话或旧闻，笑话在其戏谑性和娱乐性的包装下传递的是戒烟、控烟的合理内核，而与林则徐相关的禁烟旧闻则与民族主义勾连，激发对英美列强的愤怒和民族复兴的自豪，用现代化的视角重新审视历史事件，在呼吁禁烟的程度上较弱，同样属于借题发挥，聚集民族主义情绪以增强传播力的话题。Topic 4 同样以"无烟日"为时间契机，呼吁建设无烟中国和健康中国。topic 5 和 topic 10 都与广告有关，但涉及的是两个有所区别的议题，前者是用户在信息分享中对泰国禁烟控烟公益广告视频链接的分享，后者则很有可能探讨了全面禁止烟草广告的问题。Topic 6 和 topic 8 涉及两条政令：一是中央对公务员的 15 条禁令，禁烟、禁公费旅游；二是对北京公共场所全面禁烟，对违规烟民进行罚款。Topic 7 涉及 2012 年的一个新闻：斯诺克球手奥沙利文在赛后发布会上抽烟并在设有禁止抽烟标识的发布厅大放厥词："在中国可以随心所欲抽烟。"综合来看，在基本热点新闻和观点分享之外，主题内容更加细化与多元，与其他几类主体相比更加猎奇，呈现出娱乐化、狂欢化①的态势。

"大 V"博主博文主题 当 K = 10 时，解释度最好，权重词主题模型如下。

---

① "狂欢化"是巴赫金狂欢理论中的一个中心术语，引自：叶虎. 巴赫金狂欢理论视域下的网络传播 [J]. 理论建设，2006（05）：66-68.

topic 1：抽烟 禁烟 地铁 视频 文章 上海 香烟 列车 高铁 餐厅
topic 2：禁烟 林则徐 广州 领事 一种 马化腾 鸦片 冰激凌 纷纷 回请
topic 3：禁烟 美国 运动 肺癌 癌症 下降 广告 烟民 孩子 原因
topic 4：吸烟 禁烟 公共场所 全面 北京 场所 条例 二手烟 罚款 禁止
topic 5：公益 中国 健康 世界卫生组织 全文 展开 倡导者 大使 特使 项目
topic 6：日本 海滩 泰国 禁烟令 游客 禁烟 烟头 蒋经国 广告 人民币
topic 7：表情 协会 吸烟 北京 撤除 新浪 大爷 建议 发现 公司
topic 8：禁烟 视频 电影 土方 衍生 公开 世界 奇妙 日剧 失眠
topic 9：世卫 世界 中国 倡导者 烟草 一起 无烟 无烟日 拍摄 组织
topic 10：禁烟 展开 全文 摄像头 抽烟 安装 公厕 西安 厕所 地方

"大 V"的主题模型分类同样涉及议题繁多，从 10 个主题模型回归到文本中的演绎来看，基本上包含三类议题：第一，围绕名人、明星与禁烟、戒烟、抽烟相关的趣闻或事件，如 topic 1 中在北京禁烟餐厅抽烟"顶风作案"的影视明星文章，topic 2 中林则徐的禁烟往事、马化腾的抽烟癖好，topic 5 和 topic 9 中势头正盛的控烟倡导者易烊千玺，以及 topic 6 中蒋经国在江西赣州的禁烟政策等。第二，介绍国外的禁烟控烟措施和进程，或援引国外的控烟政策，反观国内的控烟运动，topic 3 中不少"大 V"提到了美国的控烟氛围。

同样的，topic 6 则提到了日本、泰国的一些控烟政策，然而值得注意的是，并非所有"大 V"对于公共场所禁烟都持赞成态度，也有部分援引国外的控烟政策认为我国部分地区禁烟措施过于严苛。

第三，与控烟相关的网络公共事件，如"新浪微博撤除吸烟表情""为监管师生抽烟，西安一教育机构公厕安装摄像头"等。"大 V"主体的博文内容与普通用户主体具有高度的主题重合，但深入文本又会发现，相比普通用户博文普遍狂欢化的倾向，"大 V"类博主更多的是依赖原有的关系联结资本，依靠观点跻身热门微博。

NGO 博主博文主题 当 $K=9$ 时，解释度最好，权重词主题模型如下。

topic 1：戒烟 健康 吸烟 基金会 榜样 能量 链接 生活 中国 环境

续表

topic 2：戒烟 健康 世界 吸烟 世界卫生组织 基金会 中国 榜样 网页 生活
topic 3：戒烟 烟头 健康 世界 中国 危害 呼吁 基金会 榜样 吸烟
topic 4：戒烟 健康 吸烟 榜样 烟头 近日 生活 世界卫生组织 朋友 公众
topic 5：无烟 禁烟 吸烟 公共场所 二手烟 中国 北京 全面 健康 条例
topic 6：烟草 广告 网页 学生 链接 公约 青少年 中国 广告法 框架
topic 7：戒烟 尘肺病 患者 食物 吸烟 禁烟 健康 榜样 世界卫生组织 世界
topic 8：吸烟 吸烟者 百科 健康 肺癌 二手烟 危害 导致 被动 疾病
topic 9：健康 吸烟 戒烟 世界 近日 榜样 中国 烟头 烟草 生活

回顾 NGO 博主的博文主题，基本与健康相关，各个主题之间有交叉和重合，但也各有侧重。主要分为两类：①从不同角度出发呼吁戒烟，如 topic 1、2、3、4、7、9 都涉及戒烟，而支持这一倡议的路径却各不相同，有从榜样力量出发引导健康生活，营造戒烟环境；有从吸烟危害出发痛陈二手烟及烟头带来的健康和环境风险；还有与其他疾病交叉提及呼吁戒烟，减少烟草戕害的论述。②我国关于《烟草控制框架公约》中其他要求履行的近况或相关论述，如全面禁止烟草广告、青少年禁烟保护、全国公共场所禁烟立法等。

NGO 的全部博文仅有 184 条，博主基本集中在 @控烟集结号、@中国无烟馆、@中国控制吸烟协会、@盖茨基金会、@大爱清尘和各地的控烟协会。其中 @控烟集结号是新探健康发展研究中心的官方微博，是所有博主中发博量最高（$n=118$）、博文影响力最大的。相比之下，官方性质更浓的 @中国控制吸烟协会显得更为低调，仅 6 条进入热门微博。

纵观 NGO 的博文，基本是在打"健康牌"，但是在组织行文中又有不同的技巧，如号召揭露举报不文明抽烟行为，或针对国内控烟运动的某一环征集看法与观点，抑或介绍控烟百科与正能量榜样。但是整体来说，NGO 的话语影响力在新浪微博的平台上相对比较弱。尽管在前文的分析中，媒体表征中非政府组织的专业力量对于推动中国的控烟运动起到了举足轻重的作用，然而在社交媒体平台上，专业性高、连结性弱的 NGO 主体"曲高和寡"，导致其缺少足够的曝光度和影响力，在控烟议题上的参与空间和博弈互动严重不足，组织的自我构建和控烟矩阵的搭建也步履艰难。

校园博主博文主题　当 $K=6$ 时，解释度最高，权重词主题模型如下。

topic 1：禁烟 活动 学院 文明 开展 无烟 校园 主题 学生 同学
topic 2：链接 网页 专题 大赛 设计 禁烟 国家 创意 保护 作品
topic 3：抽烟 文章 北京 禁烟 健康 回应 指南 无烟 禁止 吸烟
topic 4：无烟 健康 禁烟 中国 吸烟 林则徐 网页 指南 链接 一起
topic 5：禁烟 学校 吸烟 校园 烟草 教育部 禁烟令 发出 一律 禁止
topic 6：健康 中国 吸烟 世界 烟草 二手烟 无烟日 拒绝 生命 吸烟率

事实上，由于校园类博主的相关热门微博只有 51 条，主题聚类的效果并不好，仅可提供参考。根据上述主题模型可以发现，除了上述热门禁烟、控烟话题外，校园类博主的博文与自身立场紧密相关，主要是：①学校开展无烟校园的主题活动，如禁烟广告设计大赛、文明校园创建活动等；②响应教育部全面禁烟令，发出通知或细化管理规定。事实上，作为官方机构中的一类主体，校园类博主并不是博弈场中最突出的行动者，本不在研究的讨论范围内，通过梳理也可以显见，在控烟话题中，校园类博主联合松散、处境边缘，但是由于《世界卫生组织烟草控制框架公约》中第 16 条明确规定了对未成年人使用和售卖烟草的禁令，校园类博主的响应和支持显然成了应有之义。

为了进一步明确和梳理各类主体的主旨观点，研究对上述各主体的主题模型进行了权重词排序，即主体模型中同一词汇合并计算在"词袋"中的出现概率。下表选取了排序前 10 的词汇进行观察。

表 10.3　微博各主体主题模型权重词排序

主体　词序	政府	NGO	媒体	普通用户	企业	校园	"大 V"
1	吸烟	吸烟	吸烟	禁烟	禁烟	禁烟	禁烟
2	禁烟	烟草	禁烟	世卫	吸烟	吸烟	吸烟
3	北京市	健康	公共场所	公益	中国	学校	中国
4	无烟	无烟	中国	吸烟	健康	烟草	抽烟
5	烟草	禁烟	北京	倡导者	世卫	校园	世卫

续表

主体 词序	政府	NGO	媒体	普通用户	企业	校园	"大 V"
6	健康	二手烟	抽烟	中国	烟草	健康	公益
7	公共场所	中国	烟草	健康	公共场所	活动	倡导者
8	全面	戒烟	条例	视频	戒烟	学院	展开
9	行为	公共场所	全面	大使	世界	教育部	全文
10	中国	吸烟者	戒烟	全文	无烟	无烟	世界

仅根据上表无法得出有价值的结论，但是综合上述各类主体的主体模型则可以发现，在微博热门微博的展演中存在以下现象和规律：

1. 由于微博搜索的主题限定，不同主体博文重合度高，高频出现的"禁烟""控烟"关键词在上述表格中并无效度，但与此相关的搭配词和话语情境则突出显示了不同主体的动议与倾向。

2. 各类主体的主题高频词有所区别，但都侧重各自的身份特点。如政府类博主多次提到既是控烟典范城市，又是国家政治中心的"北京"，结合上下文可见其行政化倾向较为明显；NGO 则从健康出发动员各类控烟行动；媒体议题相对多元化，但更为侧重公共领域和整体性的控烟报道；普通用户展现出狂欢化的倾向，同时体现出粉丝生产与消费的自觉性和狂热性；由于搜索词的限制，企业用户通过营销健康观念、偶像文化和空间正义来实现信息与流量的变现；校园类主体也多通过行政律令来进行自我规训；"大 V"的立场则较为复杂，既有理性观点的分享，也有狂欢仪式下的"喧哗"，其自身内部存在着观点的渗透、争鸣与碰撞。

3. 相同主题下的不同表达。回归到微博文本中可以发现，不同主体对于同一主题的差异化表达，这不仅限于对控烟范围、必要性、参与者的辩论，正如上文所述，"大 V"群体中对北京最严禁烟令的质疑，还有对同一主题不同层面的凝视与演绎，如在室内公共场所控烟的议题上，政府类博主的表达倾向律令的规范作用和违反律令的处罚措施；NGO 则更多从自身与他人健康着手援引科学数据表达支持；媒体除了信息传达外，会引发话题，征集讨论；而企业则会利用机会实现自我营销或产品兜售。

另外在有关控烟形象大使的话题中，政府、NGO 比较侧重控烟大使的健康宣导作用，而普通用户、企业和"大V"中部分主体的关注点往往落在"世界卫生组织控烟倡导者"身份的背后，侧重点是明星的演艺活动、周边动态等。

4. 不同主体的结盟与合作。正如上文所述，尽管目的存在差异，但实现路径的统一让不同主体在某些话题上产生了共鸣共振，完成了相互协作。如名人效应的运用上，世界卫生组织选取了形象积极正面的青年偶像，借他们的舆论热度宣传推广控烟观念，而企业和粉丝们也通过偶像的"官方"认证，进一步实现对偶像的宣传和粉丝文本的生产。又如政府颁布了餐厅等公共场所禁烟的律令，NGO主体则推出"随手拍不文明吸烟"活动，号召全民监督，同时联合企业类博主开展"无烟餐厅"的推广，达成了多方共赢。

综上回答R10.2.1：不同主体间存在对立的话语，而多元观点的博弈在社交媒体层面得到了协商与碰撞，通过集思广益的讨论，共识和分歧在不断演变中达到平衡。

而通过梳理各主体的表达实践，发现不同主体为达到自身利益最大化，存在差异化的表达和短暂的结盟。在博弈策略上，除了政府、NGO、媒体、校园此类内部组织性和同质性较强的主体外，其他松散的主体在社交媒体上并没有一以贯之的习惯性偏好。这增加了博弈的复杂性，但更体现出新媒体平台发挥出"为相对自发的、灵活的、自治的公共辩论提供了多样性的场所"（安德鲁·查德威克，2010：117）的功能。

二、细粒度情绪分析

在社会互动中，情绪容易被感知，情绪化的表达也容易激发情绪化的回应。在信息传播的过程中，很多研究都证明"与中性消息相比，情绪化的Twitter消息往往更频繁、更快速地被转发"（Stefan Stieglitz，Linh Dang-Xuan，2013）。隋岩、苗伟山（2014）指出："网络群体事件常常是因为刺激性的信息触发了某种潜在的社会情绪，导致了网络群体事件的情绪化传播。"杨国斌（2009）认为，网络事件不依赖政治机会，也不依赖资源动员，事件的关键是本身内容的"道德震撼"，越是能道德震撼，越是能情感大动，而愤怒、同情与戏谑的"情感动员"是中国网络事件的常见风格。很多学者也都实证发现了微博情绪的极性和唤起度对于微博传播的作用（陈爽，2012；刘丛等，2015；徐翔，2017等）。而共同的情绪氛围更容易产生传染效应，使得个体的心理体验与群体的情绪氛围融为一体。

由此可见，对于附着社交媒体文本中的情绪进行分析能够理解热门微博中多元主体的情绪逻辑，从而梳理各主体的情绪表达策略与倾向。

基于前文中提到的语义科技公司提供的 API 可以对文本数据进行情绪分析，分析的维度包括：①情绪极值，对整体文本反映出的正负面情绪进行评估，以50 分为分界，低于 50 分则为负面情绪，分数越低，负面情绪的程度越深，反之亦然；②情绪浓度，文本蕴含情绪的激烈程度，亦可被认为情绪唤起度或神经激活水平，分值越高，则情绪越激烈；③细节情绪，根据 Plutchik 情感轮理论体系，多数情绪之间具有明显的极性对立关系，而不同的情绪叠加则会成为新的复合情绪，API 计算返回的细节情绪主要包括 12 种，但一个具体的文本可以包含多重情绪，故返回值是多重细节情绪的概率分布，如文本"彻底取缔香烟，发现吸烟者必须拘留起来"。计算得出的细节情绪是 P（愤怒）= 0.585，P（厌恶）= 0.415，为了方便辨识和统计，研究保留情绪分布中比例最大的主要情绪，认为该文本的主要情绪为"愤怒"。

在以上理论驱动和工具支撑下，研究对整体热门微博的情绪极性、浓度和类别做了计算统计（整体信度为 0.66，在可接受范围内），按照时间的流变，呈现出以下规律。

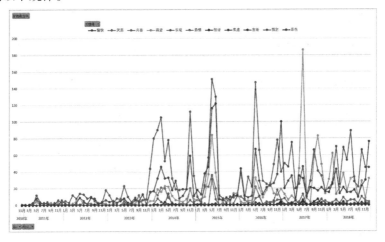

图 10.3 不同时期的细节主要情绪流变

上图呈现了文本蕴含的主要情绪随时间流变的情况。整体来看，乐观情绪（$n=2939$）在整体时间流变中呈现出较为高涨的趋势，是整个微博生态中呈现出的主导情绪。紧随其后的是愤怒情绪（$n=1825$），在某些时段呈现较为突出。而喜爱情绪（$n=1427$）在少数时间段格外明显，其他时间段则相对均匀分布。剩下厌恶情绪（$n=476$）和恐惧情绪（$n=182$）较为显著，而剩下细节情绪如愉快、兴奋、悲伤、惊讶、焦虑、害羞作为主要情绪出现频次非常有限，基本可以忽略。

但主要细节情绪只提供了考察微博情绪流变的一个维度，为了更加全面客观地对文本情绪进行总结，研究考察了随时间流变的情绪极性和情绪浓度（平均值），结合上图进行对比分析。

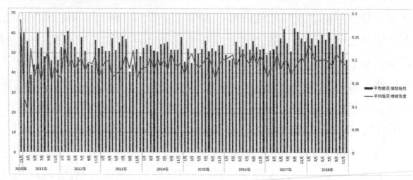

图 10.4 热门微博的情绪极性和情绪浓度（平均值）

如图 10.4 所示，柱状图表示的是情绪极性，以左侧主坐标轴为刻量标尺，大于 50 为正面情绪，小于 50 则为负面情绪；橘黄色折线代表的是情绪的浓度，即语言表达中蕴含的情绪强烈程度，以右侧次坐标轴为度量标轴。

综合来看，热门微博整体的情绪表达比较中性，情绪极性在 50 左右徘徊，且大多数是偏正面的，负面情绪出现的频数较少，而且程度比较浅。尤其从 2015 年 5 月开始，正面情绪倾向的微博明显比前期更多，负面情绪的表达更加少见。

而微博的情绪浓度也比较平和，在 0.1~0.3 徘徊。也就是说，热门微博整体的情绪倾向是偏积极乐观的，在情绪表达上比较温和，没有太过煽动的话语。尤其 2011 年 5 月之后，平均情绪唤起度的波动范围十分有限，研究认为，出现这一现象与网络环境的变迁有一定关联。在互联网刚刚兴起时，"奇观化"的夸张表达更容易在嘈杂的舆论环境中"博出位"，而随着网络的普及和各种规范的跟进，网络表达更加日常化，尤其热门微博算法的限制下，极具情绪化的表达未必能够通过审查。同时，能够进入"热门"的微博未必是靠内容取胜，与微博博主的网络关系资本也有着重要关系，而这些拥有一定网络社会资本的博主，在本研究的样本中被"政府"和"媒体"博主占去大半，从我们的社会常识出发，这两类博主在情绪表达上一般是冷静和克制的，由此解释了上图展示的整体情绪水平趋于中性、情绪唤起度平稳的结果。

那么不同主体在话语表达上是否有区别或共鸣呢？研究对各个主体进行了分析。

表 10.4　政府主体博文的情绪分布

计算项目 情绪类型	主要情绪 （计数/条）	博文影响力 （平均数）	情绪极性 （平均数）	情绪浓度 （平均数）
乐观	938	221.332196	59.7214179	0.20357569
喜爱	123	178.687805	63.6353659	0.19517886
厌恶	96	86.1458333	39.6285938	0.19553125
愤怒	314	68.6095541	42.2932293	0.18949682
焦虑	18	41.5666667	32.3849444	0.19716667
恐惧	76	30.5105263	30.1178026	0.24032895
愉快	5	30.28	70.7156	0.2162
悲伤	2	21.4	37.389	0.191

　　如表 10.4 所示，对于政府主体的博文情绪，按照主要情绪出现的频率来看，主要呈现为"乐观、愤怒和喜爱"，而按照博文的平均影响力来看，则出现了细微的变化，表现为"乐观、喜爱和厌恶"。这是因为"愤怒"情绪出现的频率虽然略高，但是博文自身的影响力不如"喜爱"与"厌恶"。与主情绪呼应的是情绪极性的平均值，积极情绪的值都高于 50，而消极情绪都低于 50，但是距离水平也体现出了情绪的激烈程度，可以看出，尽管"乐观"情绪占比最高，但是平均情绪极性只是略微高出中性情绪水平，而作为消极情绪的代表，"愤怒"情绪与其他消极情绪相比只是略低于中性情绪水平，即愤怒的水平并不高。相比之下，恐惧诉求的情绪浓度，即表达唤起度最高，而"愤怒"情绪的唤起度反而是最低的。

　　也正是因为这种情绪的"波澜不惊"，让整体情绪水平从时间线的长河上看，变动不是十分激烈，充斥着对控烟事业的理性乐观，对控烟事业中出现的阻碍和延宕有微弱的愤怒，而厌恶则主要针对抽烟行为，并通过情绪浓度略高的恐惧诉求来提醒和劝诫人们戒烟、禁烟。

　　由于下列考察的几类博主在主要情绪上的差别不大，但细节情绪上有区别，故下表呈现了其他六类博主的情绪分布情况。

表 10.5　NGO、企业、校园、"大 V"、普通用户、媒体六类主体博文的情绪分布

博主类型	计算项目情绪类型	主要情绪（计数/条）	博文影响力（平均数）	情绪极性（平均数）	情绪浓度（平均数）
NGO	乐观	90	59.58222222	58.83193333	0.205511111
	愤怒	47	200.6765957	47.27593617	0.199170213
	喜爱	24	89.94166667	63.662125	0.198375
	恐惧	13	25.89230769	32.15646154	0.214230769
	厌恶	9	93.06666667	40.19077778	0.228555556
	愉快	1	5.4	85	0.398
企业	乐观	107	168.2803738	60.73850467	0.184158879
	喜爱	95	1187.528421	64.44812632	0.197915789
	愤怒	91	111.9538462	47.21424176	0.188549451
	厌恶	20	61.9	38.52115	0.1758
	恐惧	8	18.65	32.675	0.245625
	悲伤	2	55	25.7735	0.149
	愉快	2	1450.1	83.5525	0.3855
	焦虑	2	592.4	35.2685	0.102
校园	乐观	32	41.6875	60.71075	0.1689375
	喜爱	11	24.83636364	64.71663636	0.190727273
	愤怒	4	32.65	55.30175	0.11325
	悲伤	2	25.3	44.2985	0.151
	厌恶	1	16	43.737	0.167
"大 V"	愤怒	313	382.8792332	40.61192013	0.18700639
	喜爱	302	609.7019868	65.43377152	0.208443709
	乐观	250	337.7656	61.0496	0.207216
	厌恶	50	266.824	38.20798	0.18086
	恐惧	13	71.96923077	30.64269231	0.240692308
	愉快	12	1098.016667	63.53683333	0.171083333
	悲伤	12	52.5	20.90916667	0.22825
	焦虑	4	362.15	40.62575	0.19975

续表

博主类型	计算项目情绪类型	主要情绪（计数/条）	博文影响力（平均数）	情绪极性（平均数）	情绪浓度（平均数）
"大V"	兴奋	2	2468.8	59.429	0.2505
	惊讶	1	30.6	68.411	0.213
普通用户	喜爱	491	215.4989817	66.64696945	0.213421589
	愤怒	335	113.0310448	43.67648358	0.183635821
	乐观	222	103.1585586	60.72666667	0.206779279
	厌恶	70	48.98285714	36.41002857	0.185942857
	悲伤	13	206.2615385	32.51976923	0.182538462
	焦虑	13	214.030769	43.08492308	0.208615385
	恐惧	8	21.375	42.179125	0.235375
	愉快	7	172.3714286	70.09928571	0.281428571
	兴奋	2	206	67.684	0.1955
	害羞	1	62.6	85	0.161
	惊讶	1	24	24.42	0.052
媒体	乐观	1300	331.4229231	58.14042923	0.183530769
	愤怒	721	205.8660194	42.32349098	0.175668516
	喜爱	381	599.3926509	62.39156168	0.185637795
	厌恶	230	231.9565217	39.10636522	0.190382609
	恐惧	64	261.3125	33.95715625	0.207390625
	焦虑	11	113.0181818	39.15554545	0.179727273
	悲伤	5	54.96	34.4408	0.1366
	愉快	2	1393.9	66.2785	0.1145

　　如上表所示，不同博主被测算出的主情绪种类有所区别，如"普通用户"的主要情绪分布最为丰富，高达11种，"大V"有10种不同的情绪作为主要情绪出现过，而政府、媒体、企业则有8种主要情绪，NGO有6种，校园博主5种。前文已经解释过主要情绪的算法规则，由于普通用户的身份定位更加多元化，表达更加自由，所以细节情绪被放大的可能性更大，而校园博主因为样本量较少，所以被测算出的情绪表达比较集中。

从主要情绪出现的频次来看，除了"大 V""愤怒"情绪偏高外，其他所有博主的首要情绪都是正面情绪，其中普通用户的主情绪是"喜爱"，而政府、NGO、企业、校园、"大 V"和媒体的首要情绪是"乐观"，但是不同主体之间又存在着差异。从博文影响力来看，NGO 平均影响力最高的博文情绪指向是"愤怒"，企业、媒体、"大 V"指向"愉快"，校园博主指向"乐观"，普通用户指向"喜爱"。

以上述两个指标来衡量，"大 V"和 NGO 的情绪分布出现了悖反，即"大 V"博文中多频次出现了愤怒的情绪表达，但是"愉快"情绪表达的微博影响力更大；同理，尽管 NGO 博主表达的"乐观"频次最多，但"愤怒"表达的微博影响力更大。回到样本中查看可以发现，尽管"愉快"表达出现频率很低，但作为所有积极情绪中极性水平最高的情绪类型，内容聚焦的是明星相关的控烟号召以及对六一儿童节的祝福。此类博文传播力之大往往与其他类型博文形成不同量级的差异。而 NGO 的愤怒表达则更多体现为日常生活中对禁烟条例置若罔闻人群的控烟动员，如：

> "如果有人往你身上吐痰，那你肯定是要骂娘的，但有人在你身边抽烟，你可能通常就忍了。"是的，在中国人们对被动吸烟的容忍度太高！盖茨基金会一直支持全面控烟，希望大家在面对健康威胁时，能够勇敢发声："被吸烟，我不干！"（2014 年 10 月 16 日@盖茨基金会）

但是这种愤怒情绪的表达并不激烈，回到上表中可以看出，愤怒的平均情绪极性约为 47.3，十分接近中性情绪，结合其情绪浓度 0.199 来看的确比较淡薄。与 NGO 相比，"大 V"的"愤怒"在情绪极性上则更有"杀伤力"，但整体来看，作为典型消极情绪代表的"愤怒"表达比较含蓄。这是因为在样本中，大多微博文本中所表达的愤怒情绪指向都是泛化的、模糊的，也就是说，即便是针对某些违规抽烟行为、阻碍禁烟进程的"阴谋"，大多数愤怒情绪的指向对象并未具象化，而是归结到"烟民群体"或"烟草集团"等结构复杂、具有内隐化特征的团体上，"罚不责众"定势语言表达冲淡了情绪的张力。

相比之下，尽管"厌恶"和"恐惧"情绪出现的频次不算突出，但情绪极性比较显著，尤其恐惧情绪的浓度水平，综合来看是所有情绪类型中最高的，即恐惧诉求的博文情绪唤起度最高。而正面情绪中，除了大面积的"乐观"外，高传播度的"愉快"和次高频出现的"喜爱"基本上与参与控烟宣传的偶像明星相关。

综合来看，出现频率最高的乐观情绪的指向大多是对明星名人的赞扬和追捧、对已有控烟成绩的肯定和鼓励、对未来形势的乐观期待。而这种情绪氛围出现的原因出于以下三点：一是我国传统文化心理习惯中"报喜不报忧"的新闻报道定势，批判性的报道，尤其对于国家某项行动措施的批评，任何主体在处理的过程中都需要审慎；二是先抑后扬的话语表达习惯，即便是对控烟不力的批评，在论述结束时，落脚点仍需提供发展的眼光和理性的期待；三是微博平台自身对于语言情绪规范的限制，面对负面情绪的舆情风险，乐观平静的语言表达是通过审查的保守维稳策略。

博文平均传播影响力最高的喜爱情绪的主要指向对象是在控烟运动中担任倡导者或号召者的明星名人。其中青年偶像易烊千玺、关晓彤、王嘉，以及影视明星黄轩出现的频率最高。博文内容多是对于他们作为控烟榜样的赞许与支持，受到新浪微博经营定位和用户分布的影响，此类博文由于迎合了特定的、规模庞大的粉丝群体，所以极易获得关注和推崇。同样地，在这种粉丝文化情境下，一旦影视明星发声支持控烟，也会得到极大的关注和热度，如王宝强、马天宇、张靓颖等（具体内容见附录二）。

相应的，愤怒情绪的指向主要是：①我国控烟运动进程中出现的阻碍；②日常生活中不遵守公共场所禁烟条例的行为或人群；③也有部分表达对于禁烟行动带来不便的愤怒。前两种比较好理解，但微博作为一个意见自由的平台，第三种声音的出现也比较普遍，如普通用户@天涯尼丹小2015年6月2日的博文：

> 国内禁烟力度越来越大，貌似争议也很大。英国在这方面也一样，但烟民毫无话语权，只能逆来顺受。只要有顶，就不能抽，哪怕公交候车棚，物业管得严的大楼门口通风口都不能待，要多远走多远。天好就当晒太阳了，夏雷阵阵冬雨雪就彻底悲剧，怎一个苦字了得。（我不抽烟发发发！）

这种愤怒也被少量商家利用成为招揽客户的情绪策略，如大力宣扬开辟"吸烟室"，但更多的是来自普通用户和"大V"的抱怨。总体观之，愤怒情绪的表达是比较理性和克制的，停留在泛化的宣泄中。

在微博中也有一些恐惧情绪为主要细节情绪的内容，除了我们比较熟悉的对于长期抽烟造成的恐怖后果进行描述之外，也有一些因抽烟引起的其他危害，如火灾、环境污染等。另外的一些细节情绪因为高语境的传播环境，不具有代表性，不再一一赘述。

由此回答研究问题R10.2.2：热门微博中不同主体的展演并没有明显的情绪差异，频数最高的积极情绪和消极情绪的表达都比较含蓄，随着时间的转移，各类博主博文情绪变化依旧比较微弱，由于主要情绪压倒性频数优势和其他情绪表达之间微弱的差异，从时间战线上看，并没有出现拐点或规律性的趋势。

总体而言，政府、校园、媒体、NGO 博主主要传达的是对控烟事业的支持和乐观态度，但三者之间又存在区别，政府在表达中倾向传达对整个控烟形势的乐观，校园博主在这个议题中基本是对政府政令的依附和赞同，话题的延展度并不高，而媒体除了传达信息外，也会在追求"流量"和"规定动作"中进行调和，NGO 则在乐观之余，审慎地表达了对控烟进程出现问题的忧虑和愤怒。

企业博主除了表达支持和乐观态度外，影响力较高的内容聚集在一些明星工作室、粉丝后援会等机构通过表达对偶像的"喜爱"，获得了极大的关注和传播量，"大 V"呈现出的情绪比较两极化，普通用户的情绪表达则更加多元化，尽管极端情绪倾向的博文能博得传播力，但细节情绪的表达也存在广阔的空间。

根据上述热门微博的呈现规律与不同主体的话语策略和情绪表达的梳理，文章拟从媒介仪式的理论视域来透视社交网络控烟实践。

第三节 网络控烟实践的规律与特征

在本研究中，通过上述对展演的规律、不同主体的话语表达的分析，可以窥探以新浪微博为代表的社交媒体舆论生态中关于控烟话题的一些规律性活动，如主题日的集中宣传、围绕名人言行的粉丝"应援"等，为了进一步探索潜在的权力运作过程和仪式所承载的象征机制，研究在对 6969 条热门微博进行传播力排序后，选取了前 50 条微博进行审查（见附录二）。

一、强调公共秩序的行政权力

库尔德里引用了"阈限性"来把握仪式行为为整个社会带来更宏观影响的方式，阈限性不仅是一个反映社会纽带的过程，而且是一个建构和重建的过程（库尔德里，2016a：38）。在本研究中，看似巧合的周期性呈现规律与讨论热潮背后隐含的是权力的集中化问题。

如上文所述，微博舆论生态中存在着特殊时间节点的媒介仪式。如每年的无烟日 5 月 31 日前后，各类主体会有主题日活动，一是对于控烟常识的宣传科普，二是对无烟日前后的主题活动进行宣传报道，三是线上的号召参与转发，以扩大知识的普及面，或揭露不文明的抽烟行为等。"符号资源"的大规模聚集并非巧合，而是权力机关"社会调和"的结果。事实上，据深谙医疗卫生报道线的记者李晓 2012 年统计，一年 365 天中，我国各类卫生主题日至少 54 个，平均每周都有一个卫生主题日。但很多主题宣传日报道存在着"冷热不均"的现象，在从医疗涉及范围、严重程度等显性因素考量媒介行为之余，不能忽略的是行政律令的主导与驱动。从国际形象和民生健康两个维度出发，政府主体扩大控烟宣传的声势是其优势策略，而利用主题日宣传"搭便车"无疑是资源配置的最优选。各个主体在"应景"的时间说"应景"的话，成为多方共赢的选择。

正如库尔德里（2016a：23）所述："在媒介仪式中，权力与归属感咬合在一起"，在当代媒介化的社会中，几乎所有有可能的"共同行动"都必须通过社会形式（媒介形式），这些形式与高度不均衡的权力密不可分。看似媒体与大众自发的"规定动作"背后是权力的聚合与运作。

控烟运动应该是深入生活的、日常化的一种健康促进活动，但在日常生活中却因太普遍且微小而被"透明化"，只有在这种"节庆"式的时间节点，由行政命令或行为触发，才会形成讨论热潮的"假象"。且看似"中心性"消解的舆论场域事实上遵循着政府主导、媒体跟随、其他主体依附的话语链条，这种话语链条的前半段在某些情况下会倒置和动态调整，但整体而言，强调的是沉降到自我规训的公共秩序控制。

利用这种"类阈限"的媒介仪式，行政权力重申并验证了这种社会纽带主张，即这种结构化的展演模式体现的是官方脚本的宏观掌控力。

二、自由狂欢脚本中的市场逻辑

如附录二所示，热门微博中与名人相关的控烟微博占有极大比例，新浪微博作为一个商业化的社交媒体平台，娱乐化的倾向保障了其运营流量。库尔德里（2016a：60）认为，对媒介仪式类别进行挪用（appropriated）的普通应用途径更为广泛，它们实现着对权力的简单复制之外的其他目的。如基于媒介的"迷文化"（fandom）实践就可以解读为此种挪用。

比起官方机构的科学普及，明星或"大V"们针对日常生活中的细节分享更能引起共鸣或共愤，他们通过媒介化自我表露，制造了一种媒介"真实"，缩短与"粉丝"之间的距离，提供与其粉丝观点互动和情感交流的窗口。

研究样本中，最为突出的聚集在2017年至2018年度控烟倡导者易烊千玺身上。易烊千玺是我国男歌手、舞者、演员，偶像团体TFBOYS的成员之一，TF-BOYS是我国最典型的"养成系"偶像团体，"通过展示自己的人生成长过程，使粉丝参与到偶像的成长和蜕变之中"（朱丽丽，韩怡辰，2017），总体来说，TFBOYS的粉丝较为低龄化，其近一半的粉丝中是与其成员年龄相仿的青少年。在附录二中可以看到，传播力最高的50条微博中有20条都提到了易烊千玺，其中包括官方机构如@ 世界卫生组织，主流媒体如@ 人民日报，商业媒体如@ 时尚芭莎，以及 TFBOYS 官方微博和易烊千玺个人工作室、机构后援团和个人后援团，等等。拥有如此大的号召力和影响力，一方面与该团体的经营模式和粉丝文化密不可分；另一方面是因为易烊千玺"控烟倡导者"的身份进一步强化了其健康向上的"好学生"媒介形象，加强了粉丝们的身份认同，形成了传播的互激与创作延伸。

粉丝文化与粉丝经济无疑是新浪微博平台上体现市场逻辑的标准载体。作为"养成系"偶像，易烊千玺的人设是"高冷学霸"，粉丝们在参与式陪伴中获得身份认同和情感投射。尤其对年龄相仿的粉丝而言，更容易与偶像共情，而"养成系"偶像的粉丝中，自我定位为"妈妈粉"或"姐姐粉"的年龄稍长的粉丝则希望保护和支持偶像。在这种背景下，"控烟倡导者"的身份既有国际化机构（世界卫生组织）的认同加持，又有引领健康新时尚的积极导向，自然让粉丝们加倍拥趸。粉丝在消费商业文化的同时自发地生产，"主体的话语权也由此得到急剧放大，粉丝文化的实践主体由受众型粉丝走向互动型粉丝"（刘乃歌，2018），形成了蔚为可观的流量效应和文化奇观，文化资本与市场逻辑的结盟，在粉丝的实践中得到利益最大化。

然而在上述乐观的想象中，关于新浪微博资本运营的新闻不得不纳入考量：2013 年 4 月 29 日，阿里巴巴入股新浪微博，经过数年的经营和发展，"阿里巴巴拥有微博30%以上的股份，2018 年微博约 7%的收入来自阿里巴巴"①，由于地缘优势，阿里巴巴集团长期与浙江烟草开展"互联网+烟草"的试点工作，2018 年 6 月 22 日，中国烟草总公司与阿里巴巴集团、蚂蚁金服集团签署战略合作备忘录②。资本之间的同盟与竞争总是利益至上，所以在新浪微博平台上，我们也不能忽略烟商集团通过阿里巴巴中间链条的资本运作，控制和影响社交媒体舆论平台。

三、结盟与分化

如果说上述极具特征性的媒介仪式体现了较为统一的潜在权力逻辑，那么

---

① 新浪财经. 后流量时代，背靠阿里的微博还能继续乘凉吗？［EB/OL］.（2019-4-17）［2019-10-24］. https：//finance. sina. com. cn/stock/usstock/c/2019-04-17/doc-ih-vhiewr6727697. shtml.

② 中国政府网. 中国烟草总公司与阿里巴巴集团、蚂蚁金服集团签署战略合作备忘录［EB/OL］.（2018-6-26）［2019-10-24］. http：//www. gov. cn/xinwen/2018-06/26/content_ 5301253. htm.

在媒介化公共事件中，资本与权力的渗透、咬合与分化则更加动态和复杂。

2017年9月13日，新浪微博将自带表情包中代号为"酷"的抽烟表情下线。附录二中有所体现，@北京青年报的报道得到了极高的传播影响力，其他主体也有针对这一事件的传播和讨论。从企业自身形象建构的角度，新浪微博的这种行为彰显了支持健康生活习惯的社会责任感。但是从各类主体角度各异的讨论中，新浪微博收获的不仅是获得政府机构和NGO认同的"好名声"，更多的是话题度带来的"流量"、注意力引发的经济效益。从这个角度而言，新浪微博下线抽烟表情赢得了广泛的社会参与和社会集体记忆的反向书写，可谓"名利双收"。

新浪微博中也有比较反常的"媒介奇观"，如附录二所呈现的，传播力最高的微博：@享有柯桥（"绍兴市柯桥区旅游局官方微博"）征集旅游不文明行为的微博。该条微博的转发量达到了20万之高，但点赞数为0，回到样本中查看可见，该条微博"有奖悬赏"，希望通过转发抽奖，激发其他用户与之互动和传播。但评论中是有很多"刷"出来的重复话语，是否"造假"无法评判，但从传播效果而言，该条微博数据上的高影响力与实际影响力之间的差异成为社交媒体时代数据与现实的冲突体现。作为政府机构，通过行政监管的权力与市场逻辑的报酬获得传播影响力本无可厚非，但在这条高赞微博中，两种力量的结盟并不成功，反而造成了经不起推敲的"翻车"现象。

与此类似地，尽管有关明星发言的控烟微博主旨是提倡控烟，但在传播的过程中会因明星自身的附加话题性而存在"买椟还珠"的困境。如附录二所展示的，很多明星都通过网络展演表达出对控烟运动的支持，但是也有部分粉丝关注的是明星或名人的其他特质，如外貌、演技、成功等，对于其微博表达的话语内容未必在意，评论中对明星或名人的表白、喜爱和支持往往会淹没博主支持控烟的初衷。

在结盟中得利，但也可能因结盟而蒙受损失。不同主体在新媒体平台上，通过适应媒体逻辑的表达彰显或完成了自身的利益诉求。这种结构化和反结构化的模式形成了控烟媒介仪式的舆论生态。

综上所述，回答了研究问题R10.3。尽管热门话题的展演有规律性、主题化的观点输出和"粉丝"文化的流量加成，但展现出的微博控烟生态是传统媒体中"规定动作"的延伸和商业化经营的"翻新"，没有达到让公众参与话题性和开放性。所以本书从日常生活中常见的冲突性事件"劝阻吸烟"主题入手，探讨在网络公众事件中的"控烟氛围"，从而有针对性地提出从互联网到日常生活的控烟效果改善途径。

第十一章

参与：网络公众事件的讨论与情绪竞合

劝阻吸烟在我们的生活中很常见，但如果上升到网络空间，就又聚集了新的意义。本章主要探查网络空间中的劝烟事件具有怎样的特征和规律。

第一节　劝阻吸烟的现实调查

在研究网络公共事件中的"劝阻吸烟"生态之前，文章对现实生活中公共场所吸烟行为以及劝阻吸烟行为的研究进行了整理汇总：吉宁等（2017）发现，对公共场所内吸烟行为，表示会劝阻、躲避和无所谓的比例分别为 75.57%、14.30% 和 10.13%。场所类别、性别、年龄、文化程度、是否为现在吸烟者和是否在办公楼内看到过禁烟标识与是否会进行吸烟劝阻有统计学关联，自身不吸烟、年龄在 35 岁及以上和有室内完全禁烟规定对吸烟劝阻有积极影响。姚红岑等（2014）对广州市 441 个公共场所进行暗访，对 593 名场所人员进行问卷调查，结果公共场所人员对场所内吸烟的意愿劝阻率为 75.04%。劝阻吸烟意愿与文化程度、对公共场所禁烟的态度、对本单位室内全面禁烟的态度、控烟条例实施知晓情况、场所内有控烟管理制度、场所禁烟类型有关，差异均有统计学意义。2011 年，在北京的一项调查发现，餐馆吸烟率为 43.1%，工作人员吸烟劝阻率为 5.3%。面对二手烟的危害，27.0% 的顾客"请工作人员劝阻"，20.3% 的顾客自己劝阻，52.5% 的顾客"不采取任何措施"。劝阻后有 53.6% 的吸烟者停止吸烟；顾客"不采取任何措施"的主要原因，有 66.1% 认为不知如何去劝阻（董文兰，冯雅靖，王宝华等，2013）。2015 年，针对（潍坊）医学院校学生被动吸烟现状和对吸烟行为的劝阻调查发现，公共场所禁烟后，被动吸烟率居高不下，即使处在这样的环境下，接近一半的学生仍然不对其加以劝阻（张涵，郭继志，杨淑香等，2015）。张黎等（2016）调查发现，护理专业学生劝阻亲友吸烟率为 45.5%，在有明显戒烟标志的公共场所见到陌生人吸烟，有 34.0% 会上前劝阻。另有调查表明，医学研究生中 55.96% 的医学研究生对禁止吸烟的公共场所吸烟行为进行劝阻，但仍有 38.49% 的医学研究生不会采取任何劝阻的方式，且有5.55%的研究生对此表示无所谓（张永明，贾漫漫，陈元立，2018）。

综上可以看出，接受调查的几个城市中无论是否出台了《公共场所控烟管理条例》，人们的劝阻意愿都相对较高，但劝阻的行为比例相对较低。事实上，腾讯问卷调查表明（2016），10万在线被调查者中有71.2%的人支持公共场所全面控烟，但是看到公共场所吸烟，72.5%的人都选择默默离开，仅有7.1%的人会劝阻对方不要抽烟，3.9%的人会请工作人员进行劝阻①。也就是说，尽管超过七成的人认为应该建设公共场所无烟环境，但目前社会对于公共场所吸烟的容忍度很高，遇到公共场所抽烟，超过半数的人并不会上前劝阻。在这种语境下，劝阻吸烟而发生冲突的事件就十分具有典型性。

一方面劝阻吸烟者具有充分的劝阻理由和正当性：与私，是拒绝二手烟，维护自己的身体健康；于公，是在控烟环境下，大部分城市出台了公共场所禁烟的条例或规定，劝阻吸烟是维护公共健康秩序。另一方面，社会环境对于抽烟行为的高容忍度让吸烟者在面对劝阻时或许会心存不满。而冲突的发生正是印证了这种不满。

第二节 社交媒体的筛选与映射

由于此类劝阻吸烟引发冲突事件在日常生活中频频发生，除非后果非常严重或情节十分新奇，一般不会成为热点新闻事件。而社交网络的易得性、连结性和公共性让此类日常生活中常见的事情得以网络化呈现，并因其共性之外的特殊点而得到小范围的流传和讨论，甚至会引发更大范围的影响，扭转社会风气，影响社会制度，达成控烟的社会共识。故研究以新浪微博为研究对象。

R11.1：在社交媒体上，"劝烟事件"是如何被呈现的，存在何种规律？

在社交媒体环境中，对于公共事件的定义是由传者和受者共同完成的，在这种互动中，也形塑着社会共识。出于对议题"争议性"和"公共性"敏感，本书认为，以"劝阻吸烟"为关键词的社会事件比较有代表性，一方面这些事件可能频繁地发生在日常生活中，却因媒体的报道和新媒体的发酵而成为舆论的中心，具有整合社会、达成共识的作用；另一方面，事件或许琐碎，却有着

---

① 腾讯新闻. 2016中国人吸烟现状报告［EB/OL］. （2018-10-25）［2019-8-20］. http://news.qq.com/cross/20161108/D4H19jO1.html.

普遍的社会影响力，能引发线上、线下的社会集体行动，在塑造社会价值观念上有十分重要的影响。

研究以"劝烟""劝阻吸烟""劝阻抽烟""请求灭烟"等相关词汇为关键词，在新浪微博高级搜索中，以 2016 年 1 月 1 日为始（此前"事件类"数据并不集中，且多见同一事件隐去时间后被反复多次传播，具有谣言倾向），至 2018 年 10 月 1 日为研究数据采集截止时间，采集所有认证用户的博文。经筛选无关微博后，得到微博主帖 7843 条，梳理因劝烟而引发讨论的事件 47 起。事件挑选的标准参考了新闻报道中 5W 的要素，即包括了劝烟双方、地点及场合、事件如何发生、产生何种后果、发生时间，结合微博 140 字的表述对事件特征进行编码。为保证事件的真实性和显著性，对事件的讨论主帖不少于 10 个，或有效评论多于 100 条。

具体的编码类目包括：

1. 劝烟者特征和被劝者特征。据调查，中国吸烟人数中，男性烟民数量远多于女性烟民数量，且不少研究认为女性对于健康风险敏感度更高，所以有理由推测在微博呈现的劝烟事件中，劝烟者和被劝者具有明显的性别区分。同时根据《2010 年全球成人烟草调查中国报告》，我国男性烟民中，年长人群的吸烟率远高于年轻人群的吸烟率，且吸烟人群向低学历者聚集。故推测在劝烟事件中，劝烟的施事者和受事者具有年龄和职业上的差异。受限于微博字数，博文中对实事者或受事者的描述并非都涉及年龄、职业、籍贯等，但性别作为显性特征，一般会有明确描述，故对事件中的人物性别进行编码，男性记为 1，女性为 2，不详或男女均有记为 0。对于其他特征将在具体案例中进行补充分析。

2. 事件发生地点。有调查认为，中国中部地区烟民比例最高，港台最低，同时经济发达地区开展的控烟活动更多，故有理由相信控烟事件发生的地点具有差异性。为方便统计，将事件发生地以省和直辖市为单位进行记录。

3. 事件发生的场合。公共场所禁烟区记为 1，非禁烟区记为 2。

4. 事件持续的时间。计算讨论周期：第一，主帖发布时间在 1 天或 25 天内；第二，两周内；第三，两周以上。

5. 事件发生的后果。根据冲突的程度进行记录：第一，不明；第二，无；第三，言语冲突；第四，肢体冲突（无伤或轻伤）；第五，暴力冲突（有伤或致命）

6. 事件讨论热度：第一，主帖量（转发不计在内）；第二，评论数之和；第三，点赞量之和。

由此得出社交媒体中有关"劝阻吸烟事件"的生态素描，见附录三。由于筛选标准的限定，附录三所呈现的事件具有一定的相似性，为了更加直观地探查事件之间的规律性和差异性，研究对上述 47 个事件进行聚类分析。

聚类分析所用的变量类型一般被分为两类，分别是连续变量和分类变量，这两类变量在聚类时采用的方法完全不同，连续变量一般会使用欧式平方距离，而分类变量则使用卡方作为聚类指标。所以传统聚类方法只能使用单一种类的变量进行分析。如果数据中同时有这两类变量，一般考虑只采用连续变量进行分析，将分类变量用于结果的描述和验证，或将分类变量按照哑变量的方式拆分成多个二分类变量，然后按照连续变量的方式进行分析。经典的聚类方法分为两类，即非层次聚类法和层次聚类法（张文彤，董伟，2013：287-293）。

在本研究上述六个变量中，"劝烟者特征""事件发生地点""事件发生场合""事件持续时间""事件发生后果"都是类别变量，"事件讨论热度"为连续变量，由于本研究中既有分类变量，也有连续变量，且分类变量类型偏多，故选用了 SPSS 提供的智能聚类方法——两步聚类法。

两步聚类法的变量可以是连续变量，也可以是离散变量，在运算中分两个步骤完成聚类，第一步是预聚类，即对案例进行初步归类，一般通过构建和修改聚类特征树（Cluster Feature Tree）完成；第二步是正式聚类，即对第一步中得到的初步类别进行再聚类并确定最终的聚类方案。

使用 SPSS 两步聚类法对劝烟事件进行分类。如表 34 聚类质量良好，几个变量中按照判别的重要顺序分别是：劝烟者性别、评论热度、劝烟后果、点赞热度、主帖热度、讨论周期、被劝阻者特征和劝烟场合，即最重要的是"劝烟者的性别"特征，而最不重要的是"劝烟场合"。

这是因为大部分劝烟事件发生在公共场所，非公共场所的吸烟行为目前并没有对其进行规训的规定。所以劝烟场合比较统一，无法成为判定差异化的标准。而劝烟者的性别特征，正如前文所述，我国烟民中男性较多，女性较少，且出于对环境的敏感和对健康的追求，女性看似更容易成为劝阻吸烟的人，但社会性别赋予女性回避正面冲突的性格特质，"据调查，有吸烟者当面抽烟时，22.8%的女性每次都主动反对，46.6%的女性有时主动反对，28.2%的女性不主动反对"（李斐斐，孙桐，刘言训等，2009），所以面对危害公共健康的抽烟行为，男性出面进行劝阻的可能性也十分大，故劝烟者性别成为区别劝阻吸烟事件的重要标志之一。

表 11.1 劝烟事件的聚类结果

聚类	1	2	3
大小	46.8%（22）	31.9%（15）	21.3%（10）
输出	劝烟者特征（男/女） 不详、都有 72.7%	劝烟者特征（男/女） 男 100%	劝烟者特征（男/女） 女 80%
	热度（评论）1592.5	热度（评论）891.2	热度（评论）14751.7
	后果 言语冲突（59.1%）	后果	后果
	热度（点赞） 1277.09	热度（点赞） 897.33	热度（点赞） 18936.3
	热度（主帖） 39.86	热度（主帖） 38.87	热度（主帖） 211
	讨论周期	讨论周期	讨论周期
	被劝者特征 男（100%）	被劝者特征 男（100%）	被劝者特征 男（100%）
	场合 禁烟区（86.4%）	场合 禁烟区（93.3%）	场合 禁烟区（90.0%）

根据聚类结果，所有事件被分为三类，聚类质量良好，具体如下：

第一类事件占整体的 46.8%，共 22 个，其中劝烟者特征不详或为群体，被劝阻者 77.3% 为男性，后果多为语言冲突或更轻，讨论周期比较短，一般在 2 天内，86.4% 的情况下是禁烟区，讨论热度在三类事件中处于中等水平。以多起地铁抽烟曝光事件、世界无烟日附近的宣传造势活动等事件为代表。此类事件在生活中常常发生，但人们一般"敢怒不敢言"，一旦曝光于社交媒体中，则会引起激烈讨论。

第二类事件占整体的 31.9%，共 15 个，其中劝烟者为男性，被劝阻者 93.3% 为男性，劝阻吸烟后果较为严重，发生了肢体冲突、轻伤或死亡，讨论周期大部分在两周内，也有部分超过两周，热度相对较低。以电梯劝烟猝死案、老烟枪医院吸烟点燃吸氧管等事件为代表。

第三类事件占整体的 21.3%，共 10 个，其中劝阻吸烟者 80% 为女性，被劝阻者大都是男性，后果介于言语冲突到轻伤之间，讨论周期在两周内，热度最高。以女子电梯内劝阻吸烟遭毒打、公交女司机劝阻吸烟被暴打等事件为代表。此类案件除了男性在公共场所吸烟违反了大部分城市和地区的控烟条例之外，男性对女性的施暴也引发了公众激烈的讨论和强烈的情绪反应。

根据上述分类，很难看出微博平台上劝烟事件发生的时间规律。同时，上述事件发生在北京的有 7 起，武汉 5 起，上海 4 起，石家庄、深圳、南京各 2 起，其他 25 个地区都仅出现过一次，但地域上并未呈现明显规律和方位趋势。北京和上海作为一线城市，也是公共场所禁烟力度最大的两个城市，公民对于社交媒体使用率高，对自身健康权益比较重视，劝阻吸烟类事件频发较为正常。而烟民群体较为庞大的地区反而劝烟冲突事件在社交媒体上曝光较少，大概是因为在这些地区并未形成浓厚的控烟氛围，在遇到类似事件时，除非情节非常离奇反常，否则不太可能被披露于社交媒体之上。

上述样本中，绝大多数劝阻吸烟事件以冲突或行政处理结尾，仅有两起劝阻吸烟事件的结果是正面的，分别是 2016 年重庆"女子在香烟上画满漫画 送给丈夫劝其戒烟"事件和山东青州 2018 年无烟日期间"萌娃用 1 根棒棒糖换市民 1 根烟"行动。上述两个事件呈现出十分明显的"新闻策划"意识，都在世界无烟日前后的宣传推广活动，劝阻者和被劝者之间关系比较融洽，方式比较委婉，难以产生冲突。但其余 45 个无"策划痕迹"的事件无一例外都产生了冲突。

综上所述，回答了研究问题 R11.1，对以新浪微博为代表的社交媒体生态中的劝烟事件进行了扫描和总结。

那么，为什么被劝阻吸烟会引发冲突？

研究认为，主要有三方面原因：一是男性主导的文化环境中，烟草蕴含着男性气质，规劝灭烟对于隐含的父权、男权、自由等含义是一种挑战。一般被劝者都是男性，少数案例中为女性，尽管女性也会发生口角，但对于大部分男性烟草使用者来说，被劝阻吸烟会挑战男性权威。二是公共场所抽烟一般被认为是不文明、不自律、不具有公德心，而此类附加指责会引来羞愧、否认，处于公众对立面的当事人容易感到冒犯而加以抵制和暴怒。三是社会规范中文化力量和角色定位：烟草在中国的文化镜像中存在着一种低龄化的"叛逆感"，而在公共场所使用烟草的人，如果是男性，则被看作"不文明、不拘小节"的，劝阻他们抽烟可能会挑战他们的权威，从而引发冲突，一般来说，烟草公司对女性展开的营销策略是赋予烟草"自由""解放""独立""优雅"等消费符号，而在禁烟的公共场所吸烟明显不符合"优雅"的标准，于是这样的女性就很容易被看作"叛逆"的、"另类"的、"不好惹"的，我们知道"社会角色比角色扮演者具有更长久的生命力"，在这种社会角色的外衣下，此类抽烟的女性在受到劝阻时，同样极有可能为了维护社会身份，从而与劝阻者产生冲突。

　　然而冲突也提供了一种视角，让研究能够深入对立双方所构建的分裂阵营，对冲突所聚合的张力进行考察，探讨浮于事件之上的社会表征和表征背后的情绪竞合。

第十二章

镜像与现实：基于质化研究的补充验证

本章主要包括两方面内容：一是对于"全国控烟志愿者"微信聊天群的参与式观察，补充有关控烟议题的数字媒介实践画像；二是对于不同典型群体进行半结构化访谈，比较典型访谈对象的烟草社会表征与媒介表征的异同，并进一步总结不同群体在控烟问题上达成共识的可能性，对上文的研究结论进行补充和验证。

第一节　连结与动员：基于控烟志愿者微信群的
参与式观察

除了库尔德利已罗列的数字媒介实践类型外，在中国的语境中，微信同样是重要的社交互动媒体。尤其具有小团体性质的微信群组，人们基于某一特定目的的组群、讨论，已成为微信使用的主流形式之一。基于控烟志愿者微信群的参与式观察主要是为了回答以下问题：

R12.1 控烟志愿者们在微信群中是如何互动的？互动的目的和形式如何？

R12.2 作为控烟行动者数字媒介实践方式的一种，微信群聊与现实生活或其他媒介实践方式是如何发生勾连的？

在表明自己的研究选题和意图后，研究者本人通过申请加入了"全国控烟志愿者"微信群。该微信群人数为 136 人（截至 2019 年 10 月），其中包括全国各地各行各业的控烟人士，根据身份标签，群内有政府工作人员、医生、NGO 成员，也有期刊报纸的记者、高校学生等[1]，有一些前文提到的专家学者，如在媒体报道中常常以专家身份出现的中国疾病预防控制中心控烟办主任姜垣、

---

[1]　据了解，该群是由某控烟 NGO 人士牵头组建，群内人员大多是控烟工作者或者对控烟工作感兴趣的志愿者，为实名聊天群，对于他们身份的判断基于群名称中"机构名称-本人姓名"。群内人员在线下也有工作沟通，如通过参加"全国控烟学术研讨会"和其他烟害防治工作会议等进行交流。

新探健康发展研究中心的吴宜群、王克安等，也有控烟热门微博中的"大 V"，如"疫苗与科学""毕无烟""不羁先生"等。

该群每天活跃时间不太固定，但在观测的连续 30 天内，每天都有人发言，群聊内容并不单纯为社交，而是切实在讨论与烟草控制相关的事件，或分享控烟相关的资源。在这个过程中，群聊的活跃分子比较固定，在控烟相关议题上会发表看法，而政府官员或知名专家学者很少主动发言，但会主动提供资源，或提出建议。通过总结，研究发现群内的互动一般是围绕具体话题开展的，其中话题的类型可以分为以下三种情况：

一是在特殊时间节点或显著事件发生时，群内成员会自发地分享信息，发送祝福、表情、口号等内容开展群聊。如 2019 年国庆节这天，在一位群友发送了国庆 70 周年的控烟海报后，群内成员主动发言，提出"为健康中国努力""愿无烟中国早日实现"等口号。

二是比较活跃的群成员针对烟草控制中的相关问题或现象提出看法，此时对该话题感兴趣的人会加入群聊，或开展讨论，针对话题中专业性的部分还会特别@（点名）某位群成员，请其分享观点，这是微信群开展互动的最常见形式。如群内成员关于无烟餐厅的建设、烟草广告的监控、电子烟规范等内容的讨论等。

三是控烟工作动态的分享，存在两种情况：一是由本单位成员发起的对自己单位工作的总结，如果成效明显或见地独到，则会有其他群成员加入互动，对上述工作动态进行讨论，但据观察，一般对于本单位工作动态或成绩的分享很难引起共鸣或其他成员的讨论参与；二是控烟相关的新动态或新科研成果分享等。

其他还有一些关于信息分享、投票、评选链接等。

研究认为，上述互动除了进行信息的分享和关系的联结外，主要彰显了群内成员的身份认同，这种身份认同包含了以下三方面的因素：

一是专业性。群内成员在"群名称"的填写上凸显了其专业身份，除了从事健康宣传的公职人员外，群内成员倾向标明自己在控烟方面的专业性，如"控烟之声"论坛的版主、慢性病医生等。成员们在群内发言也是"有理有据"，在提供现象的同时，会以科学数据或法律条文予以佐证，这种对专业性的强调，除了增添话语的权威性和科学性之外，也表现出了一种理性的界限，将控烟事业看作具有专业理性的，而抽烟或烟草消费则是非理性的、缺乏专业素养的。

二是公益性。群内成员在参与讨论时，认同控烟运动的价值，并凸显出控烟运动是立己达人的公益事业，对社会的发展大有裨益，所以参与控烟实践是一种善意，也是自我社会责任和社会价值的实现。而且顾名思义，控烟志愿者群的志愿性质同样呼应了身份认同中的"公益性"。

三是控烟共同体的组织性。群内成员通过大体一致的控烟信念而集结在微信群这个网络场域，具有社会共同体的性质，尽管微信群是松散和虚拟的，但在控烟相关的事件和行动上，共同体成员容易被动员和激发，具有一定的组织性和纪律性。

通过观察和总结发现，作为控烟行动者数字媒介实践方式的一种，微信群聊成为群内成员与现实生活和其他媒介实践勾连的渠道。群成员会在微信群内分享现实生活中与控烟相关的现象，而在控烟共同体的讨论和传播下，这种现象被抽象化，归纳为一种控烟实践的符号，在不同的数字媒体平台上进一步传播。同样地，其他有关控烟的数字媒介实践也会成为微信群分享的内容之一，而这种互动和循环成为不同群体间资源共享、关系联结的重要渠道，在控烟媒介实践中扮演着重要角色。

第二节 弥散的沟壑：基于典型人群的深度访谈

为了探查烟草的社会表征和烟草议题的媒介实践，文章通过目的性抽样（即按照研究的目的来选择能为研究提供最大信息的研究对象①）和滚雪球法，与18名不同职业（涉及上文所述五类主体），不同年龄段、地区的人取得联系并进行深度访谈。由于访谈都是由研究者本人进行，所以在一手资料的取得和编码一致性上效度较高，但无法避免主观判断的风险。研究对象的基本情况如下表所示。

表 12.1 研究对象的基本情况

编号	性别	年龄	教育水平	职业	居住地	籍贯	访谈方式	烟草消费习惯
M1	男	38	大学本科	养路工 控烟志愿者	陕西渭南	陕西蓝田	电子邮件	从未抽烟

---

① 转引自 张田，傅宏. 冒犯者得到宽恕以后的行为及其影响因素：基于访谈的研究 [J]. 心理研究，2018，11（1）：60.

续表

编号	性别	年龄	教育水平	职业	居住地	籍贯	访谈方式	烟草消费习惯
F1	女	26	大学本科	公司职员	上海	深圳	微信语音	1年烟龄（已戒烟）
M2	男	41	大学本科	自媒体人控烟志愿者	上海	上海	微信语音	从未抽烟
M3	男	65	初中	农民	北京	山东德州	面对面	45年烟龄
M4	男	36	大学本科	媒体人	湖北十堰	湖北黄冈	电话	18年烟龄
F2	女	59	初中	公司职员退休	湖北十堰	湖北十堰	电话	从未抽烟
M5	男	67	大学函授	教师退休	湖北十堰	湖北十堰	电话	从未抽烟
F3	女	31	大学本科	公司职员	北京	陕西咸阳	面对面	从未抽烟
M6	男	33	大学本科	教师	湖北十堰	湖北十堰	电子邮件	20年烟龄
M7	男	37	大学本科	自媒体人控烟志愿者	浙江杭州	浙江杭州	微信语音	10年烟龄（已戒烟）
F4	女	32	硕士研究生	教师	山东济南	辽宁沈阳	电话	从未抽烟
M8	男	33	硕士研究生	公务员	湖北武汉	湖北黄石	面对面	13年烟龄（已戒烟）
F5	女	29	博士研究生	学生	湖北武汉	湖南湘潭	面对面	从未抽烟
F6	女	37	大学专科	护士	湖北十堰	湖北襄樊	电话	从未抽烟
F7	女	21	高中毕业	水果店店员	湖北武汉	湖北襄樊	面对面	偶尔抽烟
M9	男	50	博士研究生	慢性病医生	北京	湖北荆门	电话	从未抽烟
M10	男	28	高中毕业	售烟者	湖北武汉	河南信阳	面对面	12年烟龄
F8	女	20	大学本科	在校大学生兼职售烟	湖北武汉	江西九江	面对面	从未抽烟

通过对访谈资料的深入分析，原始文本资料可以分为以下属类，这些属类

是不同研究对象有关烟草表征和控烟议题的数字媒介实践中可能受到影响的核心因素。

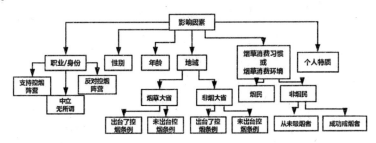

图 12.1 核心属类与影响因素

如上图所示，通过梳理访谈记录，研究者发现，上述因素会对受访者的烟草表征有所影响，但是最显著的影响是受访者个人的烟草消费习惯，即是否为烟民，而烟草消费环境的影响次之，这存在两种情况：一是至亲、亲友有抽烟习惯，所以受访者接受并对烟草消费产生较为积极的社会表征；二是至亲、亲友有抽烟习惯，受访者深受二手烟之害，所以对控烟产生较为积极的社会表征。

除此之外，受访者的身份和职业也直接决定了其对烟草的态度，医生、控烟志愿者和健康类话题的自媒体人属于支持控烟阵营，态度十分鲜明，而售烟者则处于反对控烟阵营，但是在访谈中，其表达比较缓和，认同公共场所禁烟的合法性，但是对控烟的其他措施持保留态度。

而其他因素，如性别、年龄、所处地域和籍贯等，也会影响受访者对待烟草的态度，但不存在一致的趋势性。

刘海龙（2008：412）在介绍布迪厄的场域理论时指出，不同的场域存在不同的幻象，不同场域之间的共识不可通约，在另一个场域的人看来，场内人所深信不疑并且全力争夺的目标有可能是一种虚幻的存在。这句话用来概括不同群体对于烟草表征及对于控烟运动的共识时同样恰切。通过总结受访者的访谈记录，研究发现：

第一，烟草表征的强势性和控烟表征的模糊性。烟草有害健康，但并不妨碍其依旧是嵌入生活的重要组成部分。社交功能、男性气质、放松消愁和礼品属性是提及率较高的烟草表征意向，大部分受访者认为烟草有害健康，但是有害健康的什么方面并不清楚，这样一种笼统的印象让吸烟者往往认为吸烟带来的身体危害是可控的，自己并没有受制于烟瘾，所以烟草没有那么大的危害。

M3 知道抽烟有害健康，所以随着年龄的增长，有意地减少抽烟量，由于平辈和长辈都抽烟，他对烟草有一种亲切感："年轻时吸烟一是容易融入周围群体，二是吸烟的人给人一种成熟靠谱儿的感觉，后来慢慢就习惯了，吸完烟就觉得精神状态好了，能消除疲劳。"

M4曾经做过本地区有关烟农的系列报道，他在访谈中指出，他所认识的大部分媒体人鲜有不吸烟者："出去采访的时候递根烟，接根烟，立马就可以拉近关系。大家一起吞云吐雾的时候，采访进行得特别顺利。一方面一起抽烟拉近距离；另一方面抽烟提神，促进思考，而且偶尔的卡壳也会因为抽烟的间隙不显得尴尬，反而聊得更加深入。"

F6是骨科护士，她的先生是资深烟民，即便在她怀孕期间，对方也没有戒烟，但是她对此并不在意："我并不认为会和我的职业理念有冲突，抽烟是他的选择，又不是家庭生活的原则问题。再说，我们医院好多医生也抽烟啊，尤其上夜班的男医生。"

F4直系亲属中没有人抽烟，但是印象中外婆抽烟，而且自己的导师也抽烟，所以对抽烟这件事并没有太大的反感，平时对公共场所抽烟这件事也不是很关注。但是由于工作原因，在荷兰生活了两年："回国之后发现国内对抽烟的包容度的确很高，就拿烟盒来讲，各种精美的烟盒不说送人，就是自己收藏也很有中国特色和文化底蕴，相比之下，荷兰的烟盒既恐怖，又恶心，送不出手。"

第二，尽管吸烟有害健康是基本共识，但是公共场所禁烟的问题却并非如此，受访者异质性回答的主要变量是所处地域和年龄。在已经出台并执行控烟条例的地区，人们倾向认为公共场所抽烟是"不合适"的，但是明确表示会去劝阻的还是少数。

M2自称是激进的控烟派，常常在自己的微博上将公共场所抽烟还不听劝的人"挂"出来，他指出："在明确禁烟的公共场所抽烟是违法的，应该受到惩处，如果相关执法部门没有兼顾，为了维护社会公共秩序，每一个社会公众都应该拒绝和阻止此类事件发生。"

50岁以上的受访者普遍存在着长辈或亲属抽烟的集体记忆，认为抽烟是个人自由，不应该被干涉，F2表示："除非是对自己的晚辈，而即便是晚辈，也不会在他们抽烟的兴头上说教，而是会在他们开始抽之前或者平时提点一下，毕竟抽烟的人谁不知道有害健康又花钱呢？"M5认为："如果公共场所有人抽烟，我会反感，但也无可奈何，只能默默走开或者忍受，因为中国人讲究中庸、和气，劝人灭烟只能是新闻，现实生活中很少，千分之一的人才会去劝。"

M1在采访中透露，他从小体弱多病，去医院检查才知道是因为长期受到家人二手烟的危害，从此他对公共场所的二手烟格外敏感，为了让更多的人了解烟草消费的危害，他在完成本职工作之后，最显著的身份就是"控烟斗士"，搜索有关控烟的信息，几乎各大社交媒体平台都可以看到他活跃的身影。即便如此，他也表示："如果不能躲避，必然阻止；如果可以躲避，则优先考虑躲避，因为劝阻有一定的失败概率，例如在某些餐饮场所，90%以上的吸烟者并不听从劝阻。"

对 F1 而言，她认为自己并没有烟瘾，抽烟就是为了好玩、热闹，跟朋友们在一起的时候抽烟感到放松，但是她也表示如果在禁烟的公共场所发现有人抽烟并且很呛，让她感到不舒服，她会直接去劝阻。

第三，行政干预对控烟共识的影响。尽管抽烟是个人自由，但是当有明文政策点睛了控烟命题时，抽烟的行为就会被规训，大部分人会遵守规定，践行共识。但是当行政的命令存在可以"讨价还价"的余地，烟草消费的强势逻辑就会显现。然而当控烟的行政律令是规训的外力时，则会对已经形成的控烟共识起到促进和巩固作用。

据 M4 透露，尽管没有颁布公共场所禁烟的明文规定，但是由于近两年他所处的城市正在申报文明城市，所以公共场所的禁烟标识还是十分显著的："上级要求建成'无烟机关'和'无烟办公室'，所以各个办公室、会议室是不能摆放烟灰缸的，这对于我这种爱抽烟的人来说还是有点煎熬的，不过忍一忍应该就过去了，毕竟申上了应该就会好一点，这种事情前两年我也经历过，时松时紧吧。"

身为公务员的 M8 说："工作之后开始长期伏案，所以尝试着抽烟，找找灵感，抽着抽着就习惯了，但是为了下一代，还是把烟戒了；刚好单位在搞无烟机关，感觉控烟也是大趋势。现在感觉精神好多了，而且闻到烟味也很反感。"

M3 来到北京后，知道北京公共场所控烟条例十分严格，会尽量注意不做违规的事情："比较关注控烟的信息，一般都是了解什么地方又不让吸烟了，罚钱还是怎的。在北京抽烟不容易，光打火机就在坐地铁的时候被收走了十多个。"

久居北京的 F3 表示，感觉北京前两年控烟的势头很猛烈，但现在风头过去了，好像大家对公共场所禁烟的事情谈论得也没那么多了："同事偶尔还会成群结伴地去大楼里的吸烟点吸烟，大家感觉相处也很融洽。"

第四，烟草消费与烟草控制的其他表征。通过对访谈内容的整理，研究发现，烟草深入日常生活中，作为商品的烟草，作为时尚的烟草，作为安慰剂的烟草，作为身份认同的烟草都绵亘在生活中，人们对于烟草的社会表征也存在着差别，相比之下，控烟的难度有所增加，甚至会产生悖反的意见。

M6 之所以还未成年就开始抽烟，是因为受到朋友和同事的影响："那时候觉得抽烟很酷，我们那个年代流行'古惑仔'，点根烟就觉得自己是陈浩南，断断续续也戒过，但现在基本放弃了，反正办公室领导也抽烟，工作氛围在那里，戒烟不太可能。"

M10 对各种烟的口味、香型、价格基本上如数家珍："我是卖烟的，肯定得熟悉自己的产品，也要熟悉最近的流行趋势。比如以前大家觉得细支烟太女性化，但这两年各大品牌都推出细支烟，大家又都觉得有格调，卖得很好。"

兼职卖烟的 F8 认为控烟运动存在利益链条："其实我觉得烟草就是生活中很正常的消费品，把抽烟的人当过街老鼠有点太矫枉过正了。说实话，我觉得熬夜对健康的危害比抽烟大多了，但是烟草利润高啊，有利润的地方就会有斗争，说不定卖烟的利润还不如戒烟诊所的费用高呢。"

通过上述可以发现，现实情境中对于烟草消费的宽容与数字媒介实践中的"控烟图景"产生了巨大反差。在社交媒体上，主帖和评论对于公共场所吸烟行为基本以负面为主，而现实情境却大相径庭，其中的原因主要有以下几个：

首先，我国社会文化情境中对于烟草的依赖并非"一日之寒"，烟草消费具有深厚的历史背景和文化底蕴，尽管这种消费文化是挑战健康的，但在我国文化心理中，这种缓慢的、具有累积效应的健康隐患基本可以被忽略。而且中国人对于"多管闲事"向来具有忌讳心理，而这种公共环境中的健康荼毒或许因为涉及人员广泛，反而会产生责任分散效应，即尽管大家都深受其害，但都希望由他人来结束这种状态，吸食一支烟的时间并不长，在这种对峙下，反而给吸烟者以更大的自由空间。

信奉"各扫自家门前雪，哪管他人瓦上霜"的中国民众，在二手烟甚至三手烟危害被揭示之前，形成的文化惯性是，抽烟对于抽烟者的身体健康具有危害性，而对于他人的身体健康则被认为是他人自己的事情，陌生人的劝阻不仅不会被认为是"关心"，反而很可能是对他人权力的一种挑衅，从而得到被劝者的憎恶。

其次，网络空间的匿名性、政治正确性，让网民有意在网络情境中制造出"自律""利他"的形象，除了个别哗众取宠或坚持异见以标新立异的言论外，舆论中的大部分偏向控烟，一方面或许是日常生活中对违反公共秩序者"敢怒不敢言"的发泄；另一方面则是一种顺应主流健康观的自我投射，即评论者或许也是抽烟者，在现实情境中难以戒烟，但在网络情境中却表达了对"无烟"的向往。

在面对"道德问题"时，人民的道德判断倾向"宽于待己，严于律他"。面对他人的道德瑕疵可能会大加批评，而在自己置身此种环境时，又会不断以社会文化中利于抽烟者的部分合理化自己的行为。而且，网络情境中，具有发言近用权的人一定是具有数字技术使用能力的人，可以推测他们具有一定的文化教育背景，而且观念更容易受到现代科学的影响，也更容易认同科学的健康观念。所以在他们的表达中，是基于一定的理性思维的，而现实生活中，人们并非时时刻刻保持高度理性，这也就形成了网络空间和现实情境的思维沟壑。

最后，社交媒体环境中对于劝阻吸烟导致暴力或严重后果事件的报道也会让不少人在现实生活中遇到同样情境时，心存疑虑：劝阻之后，对方会熄灭香烟还是会拳脚相向？考虑自身安全的同时，吸烟者会不会因为劝阻而情绪激动，导致健康风险，从而给自己招致更大的麻烦？在前车之鉴的参照下，一部分了解过类似劝阻吸烟事件的人可能会在网络事件中对公共场所的抽烟者严厉谴责，而现实情境中沉默不语。

然而，网络空间与现实情境并非完全割裂，在不断互动中，网络情境根植现实，也势必会影响现实，所以一味强调差异性和冲突化未必会形成良好的控烟环境，反而会让烟民因"耻感"而抵抗配合；弥合烟民与非烟民之间的情绪鸿沟，用相互理解和尊重的观点鸣锣开道，是媒体需要在日常实践中不断完善的；同时，通过网络舆论的观念扩散，对于控烟文化的巩固具有积极意义。

单元小结

本单元从不同主体的数字媒介实践入手，探查了控烟共识达成的可能性。

从搜索指数体现出的媒体与用户之间的关注差异、热门话题中控烟议题的失焦与圈层化不难发现，控烟议题在不同主体的数字媒介实践中并非显著话题，容易被忽略，更谈不上互动，难以达成控烟共识。

然而一旦与网络公共事件勾连，控烟议题进入公共视野，并在互动中形成一致的意见和情绪，便可以成为聚合控烟深层共识的强势路径。在劝烟事件中呈现出的冲突性张力说明在媒介化社会，尤其文明程度较高的地区，控烟环境已经较为成熟，舆论动议也相对一致，但是共识的达成是搭借了事件中其他引爆舆论的特征，仍需要防范风险的扩大与失控。

通过控烟志愿者微信群的观察和典型人群的访谈也印证了上述结论，不同群体间关于烟草的表征和控烟的共识存在着争议和模糊性，网络空间关于控烟议题的互动与现实生活也存在差异，但可以通过不断意见扩散和协商，争取控烟共识的最大公约数。

总体来看，控烟文化越来越深入人心，但是也要警惕网络对立情绪的冲击，让原有的健康文化变成不同立场人群相互抵牾的症结。

第四单元
结语：控烟共识的达成与控烟行动的未来

第十三章

控烟共识的达成路径

研究通过达成控烟共识的媒介路径探索了中国控烟运动的媒介表征与数字媒介实践。客观来讲，烟草使用在中国具有深厚的文化背景和社会因素，对烟草的依赖不仅是个人性的，也是社会性和时代性的。达成控烟共识不仅需要一致的媒介表征，而且需要社会互动加深共识，让社会表征的共识形态成为基耦深入社会表征的运作系统中。

根据上文的分析，本书总结了控烟共识达成的媒介路径，如下图所示。

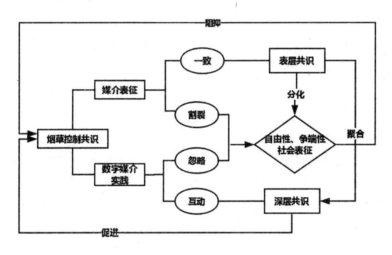

图 13.1　控烟议题的共识机制（作者自绘）

控烟议题的共识达成可以从媒介表征和数字媒介实践两条路径深入考察。其中如果媒介表征是一致的，则社会表征可能达成表层共识，但是表层共识并不是稳定的共识，因为媒体说了什么，人们不一定就会想什么或者信什么，所以表层共识极易分化为自由性和争端性社会表征，尽管这两种类型的社会表征并没有支配性社会表征的广泛性和主导性，但是反映了社会、经济、文化上的变化与冲突，有可能分裂共识，但也存在转化性和包容性的张力。当然，表层共识也会沉淀聚合为深层共识，成为基耦，对人们的文化和信仰留下长久烙印。

而如果媒介表征本身就是割裂的、不均衡的、自相矛盾的，自由性和争端性的社会表征就更加容易成为主流的社会表征形态，影响控烟共识的达成。

在共识达成的另一条路径，社会互动的考察方面，除了日常生活中面对面的交流外，数字媒介空间成为重要的互动场域。不同主体在进行数字媒介实践时，通过互动，情绪和意见在讨论中趋向一致，从而达到深层的共识。

当然，在这个过程中，即时的互动可能并未达成一致的意见和情绪反应，但是从发展的角度来看，互动本身就是共识的过程，共识在互动进程中不断趋于稳定，成为社会表征的"深层结构"。

尽管烟草渗入生活的方方面面，但是控烟运动作为一个健康议题，没有特殊的时间或事件催化，很难成为人们日常讨论的话题，更为吊诡的是，当人们谈及健康的时候，戒烟或控烟总会被提及，似乎也失去了成为互动话题的价值。但是公共场所禁烟这个议题在不同群体、地域仍然存在着争议。个人吸烟自由和避免被迫遭受烟害之间的尺度和界限成为控烟话题进入公共议题的最佳渠道。

被忽略和缺乏进入公共议题的控烟话题则面临着被遗忘或者被割裂的可能。譬如我国烟草"低焦油"宣传造成的误区，笔者搜集资料时发现，低焦油不等于低危害是专家学者们早已证明、呼吁、奔走相告的事实，但是普通民众甚至不少医务人员[①]都存在着认识误区。这对于消解和分散控烟共识具有巨大的潜在危害。

所以，如上图所示，达成控烟共识，尤其公共场所禁烟的共识，不仅需要一致的、连续的媒介表征，促进表层共识的形成，也需要社会互动，尤其网络公共领域中，不同群体间针对控烟议题的意见、情绪融合。在这两条路径的共同作用下，控烟才能真正成为被广泛共享的"常识性知识"，从而渐进地达成控烟运动的其他目标。

然而，通过本研究的分析和总结，发现我国控烟运动所展现出来的媒介表征和数字媒介实践存在着阻抑共识聚合、分化不同群体烟草表征认知的现象。

在媒介表征的研究中，签署《烟草控制框架公约》后的 16 年间，烟草控制和烟草经营这两个截然相反的议题交替出现，相互共存，尽管在某些时间点有波动，但整体而言，这两种框架在社会表征系统中都长期存在，并保持平衡竞争。

在数字媒介实践的研究中，从搜索指数体现出的媒体与用户之间的关注差异、热门话题中控烟议题的失焦与圈层化不难发现，控烟议题在不同主体的数

---

① 果壳网. 二手烟，伤害就在身边 [EB/OL]. [2019-08-29]. https：//www. guokr. com/article/352506.

字媒介实践中并非显著话题，容易被忽略，更谈不上互动，难以达成控烟共识。然而一旦与网络公共事件勾连，控烟议题进入公共视野，并在互动中形成一致的意见和情绪，便可成为聚合控烟深层共识的强势路径。通过控烟志愿者微信群的观察和典型人群的访谈也印证了上述结论。

综上所述，媒介是达成共识的重要途径，控烟共识的达成尚需努力。

第十四章

控烟行动的多主体引导路径

在媒介化社会，媒介逻辑已经渗入社会各个系统的神经，媒体可通过自我规训和媒介逻辑双重影响社会生活。而在形成控烟共识的进路上，媒介作为"半独立"的社会制度（施蒂格·夏瓦，2018：24），可从以下方面深入，从表征到实践，促进共识的达成。

第一节 媒介动员：一致性与能动性

通过探察十六年烟草媒介化社会表征的流变可以看出，烟草消费与烟草控制一直处于"共生"的状态，而这种状态也伴随着此消彼长的动态化起伏。烟草控制并非要"消灭"烟草，而是要在保护大多数人健康权益的前提下，对烟草的使用进行合理限制。

除了改进阶段性、间歇性、地域性的控烟报道，尽量平衡对立制度之间的宣传比例外，媒体或可通过精细化设计和持续扩散，消解和淡化烟草消费的社会影响，让烟草控制的社会共识在人群中内化。

一是倡导控烟政策的落地，并提供与之匹配的政策动议环境。控烟立法的重要性不言而喻，尤其在全国性立法一而再再而三地推迟落地，法律条例的监管力度由紧到松的背景下，法律等正式制度的规训将对控烟行动提供极大的合法性保障。然而从社会规范的角度来看，"如果法律与人们普遍认可的社会规范不一致的话，法律能起到作用是非常有限的"（张维迎，2017：330）。营造成熟的立法舆论环境，对控烟运动而言是事半功倍的举措。截至 2016 年，我国有 19 个城市出台了地方性控烟法规，覆盖 10% 的中国人口。毋庸置疑，建立国家级无烟立法是实现健康中国战略、提升人群健康水平并保障健康公平性的重要措施（郑频频，2018）。

控烟政策能否成功推动控烟运动，首先取决于控烟政策本身，无监督、非强制或不明确的政策难以奏效；其次是实施力度，而公众是否知晓政策、支持政策并遵守也是控烟政策成功与否的关键。从上文的分析中可以看到，宣传倡导相关控烟条例的落实和执行是媒体进行控烟宣传的重要议题之一，但是从整体上看，占据比例十分微弱。

二是为控烟报道注入人情味。在传统新闻生产模式中，控烟议题因缺少紧要性和行政推力，往往沦为形式化的"宣传任务"。这也是上文分析中所呈现出的控烟报道周期性、断裂性、分散性的内因。

在我国很多烟草大省或产烟地区，烟草产经报道十分常见，而相应的烟草控制新闻却有所缺失（冯潇，夏彬，2016），而且在"脱贫攻坚战"中，有些县市地区专门开辟了针对当地烟农的广播节目，指导他们从事烟草生产。从经济发展的角度而言，这种媒体信息服务无可厚非，但是从可持续发展的角度而言，烟农们成为烟民的可能性极大，而微薄的烟叶收益和高昂的卷烟费用可能会让他们陷入"弯腰种烟、跪着抽烟"的经济窘境，更为让人忧虑的是，这种生活习惯带来的还有自身和家庭成员健康损抑的代价。

所以在一边鼓励种烟脱贫，一边默许吸烟纳税的大背景下，如果没有足够的健康知识普及和戒烟服务，"抽烟有害健康"的简单口号是无法行之有效地保护国人的生命健康的。烟草控制的宣传不能仅仅停留在"任务"层面，而是应该内化为媒体组织立己达人的"义务"，切实地改善烟草文化的浓厚社会背景。媒介化社会带来的技术迭新为这种"义务"的实践提供了契机和工具。

尽管吸烟是个人的自由选择和权力，但"吸烟和死于烟草的中国公民通常被描绘成不幸的但最终有罪的主权消费者"（Kohrman，M.，2010），忽略了吸烟的社会性压力和烟草供应商的责任。经济学著名的汉德公式中，若避免意外的成本为 B，产生意外的概率为 P，意外产生的损失为 L，当 B<P＊L，即意外发生当中的任何一方当事人只要避免意外的成本低于意外造成的损失，他就负有责任，要为避免意外采取适当措施。放置于中国的语境中，烟草带来的疾病和困境不应只让个人和家庭承受，烟草集团对于防治烟害责无旁贷并理应受到追责。

在控烟报道和戒烟倡议中，我们往往看到的更多是科学统计数据、医学推论。这就要求媒体在报道烟害时，转变叙事语言，兼顾宏观描述与微观叙事，将受到烟草毒害的人们从数字还原为真实故事，用情感的力量号召、说服更多人加入控烟阵营。

而且我国幅员辽阔，城市与乡村的生活规范大有不同，设想一个不了解城市生活规则的乡村务工人员破坏了城市的生活规则，苛责和孤立并不一定是解决问题的最好途径。这种生活规范和文化习惯上的冲突需要媒体的黏合，而非冷眼旁观和立场割裂。

第二节　数字时代的结盟与共赢

在媒介化社会的语境中，多种形态的媒介层出不穷，日新月异，当我们日渐熟悉了作为广场的微博、作为客厅的微信和作为定制布告栏的新闻客户端时，直播和短视频大行其道，让人应接不暇。但无论形式如何变迁，高质量的信息内容是吸引用户、黏合用户的重中之重。控烟议题在长期的"规定化"动作传播进程中日渐失去了进入公共讨论议程的话题性，但是在高影响力的微博排序中仍可见一些具有创意的、令人感动的或让人捧腹的控烟公益广告。当然，很少有烟民仅仅因为一条控烟推送或一个禁烟广告而成功戒烟，但这种多样化的信息生态可以改善社会控烟环境，调和烟民与非烟民之间的对立界限，从而让劝阻吸烟更容易，让戒烟不再是孤军奋战。互联网环境中也存在着多种兴趣小组，与之勾连并"借题发挥"的控烟传播定制更可能有的放矢地建设控烟氛围，并发挥涟漪效应，以圈层之力影响更多"盟友"，从而达到精准的控烟效果。

针对不同的网络群体也可以培育、发掘具有控烟正能量的名人和舆论领袖，无论是流量明星，还是文化圈名人，要努力树立风清气朗的控烟环境，更多地传达名人成功戒烟的案例。或者可以借由名人吸烟带来的身体损耗为例，说明吸烟对健康的危害，进一步扩展控烟文化的说服力。在数字媒介实践过程中，NGO适应媒介化环境发挥出了更多的主动性和能动性，提供了多元的控烟信息，形成了一定的传播影响力。媒体与控烟NGO的深度联盟或许不仅仅是专家意见的背书或话语平台的提供，而是控烟NGO运用媒介逻辑的信息生产和传播；媒介搭建控烟NGO与更多的烟草博弈主体进行对话和协商，资源共享，平台共建；打通于上于下的控烟进路，形成更加蔚然成风的控烟新局面。

在数字媒介实践"展演"中，关于烟草使用的多元声音和复杂情绪是贯穿始终的，但是在"参与"时，面对情节清晰、价值判断明确的网络公共事件，舆论十分一致地指向了公共场所禁烟的正当性和必要性。这也引发了一种可能，那就是在新媒体情境下自下而上倒推控烟运动的趋势。

在新媒体语境下，互动传播成为常态。除了对争论性事件的讨论辩论，公众也会通过线上动员与线下实践参与控烟运动中，如参与微博上"控烟随手拍"活动，将公共场所抽烟的行为诉诸社交媒体，网络舆论对于规则破坏者的威慑力成为替代和补充原有约束机制的威慑手段。公众参与并非是对公权力的"卸载"，相反，在公开、平等的协商和对话过程中，公权力能够得到最大限度的信任，从而优化治理效果。而数字媒体的交互性同样给政策制定者提供了"倾听"和"应答"的平台，通过倾听公众的舆论呼声，能够更准确地把握社会情绪，在制定政策与法律时，平衡法理公正，从而促进良性沟通，巩固社会信任。

值得注意的是，新传媒技术的普及赋予了社交媒体网络"公共性"和"可接近性"（accessibility），但也隔绝和排斥了一部分阶层，如老人、穷人等。网络新技术的赋权给予了更多平民表达的机会和渠道，被塑造为"普遍阶级"，但也被迫让没有技术近用权的积弱积贫的群体更加闭塞和沉默。"底层反向公共群体"（Nancy Fraser，1992：125）事实上是控烟运动需要关注和关怀的重要群体。与他们对话，将控烟传播的效果从城市下沉到乡镇农村，是从媒体化路径改善控烟效果的重要议题，也将从根本上完成控烟运动的社会责任与使命。

第三节　多元协同：改善烟草文化的社会背景

烟草使用在我国拥有深厚的社会文化背景，无论是媒介表征的路径，还是数字媒介实践的路径，只有从根源上扭转原有的烟草文化的社会表征，才能更有效地解决可能的抵抗来源，达到控烟的目的。

一、为烟草祛魅

有学者研究过跨国烟草公司在亚洲青年男女中构建烟草文化的主题（Knight，J. & Chapman，S.，2004）：分别是：音乐，娱乐（包括夜总会、迪斯科舞厅和电影），冒险，体育（包括赛车、足球和网球），魅力（美丽、时尚）和独立。这些元素对于青少年和女性而言，确实具有吸引力，尤其对青少年而言，健康和时间是可以挥霍的，自由和交际则更加重要。随着我国女性地位的提升、女性主义思潮的扩散，以及烟草公司的营销，女性吸烟逐渐成为正常和体面的行为，这与历史上对女性吸烟的"道德禁忌"形成鲜明对比。

针对上述内容，媒体除了加强自我审查，拒绝烟草隐形营销之外，还可以减少影视文学作品中烟草的"出镜率"，淡化名人吸烟带来的示范效应。树立健康价值观，即身体健康才是时尚的，而烟草带来疾病，并不时尚。自律才能带来自由，而烟草具有成瘾性，与自律相悖，是为无形的"枷锁"。

由于中医药文化在中国传统的根基深厚，所以烟草一开始传入中国时，曾被当作药材，称为"解忧草""相思草"，具有祛风止痛、祛瘴驱寒等功效（刘文楠，2015：88-115），一直到20世纪70年代，还有人认为烟草对身体并无害处，甚至是驱病良药（Kohrman, M. 2007）。现代科学证明，烟草含有的尼古丁是一种生物碱，具有神经毒性，但可以刺激人类神经兴奋，长期使用耐受量会增加，从而产生依赖性。吸食烟草带来的兴奋和麻痹与文学影视作品中烟草的"解忧"形象巩固和扩大了消费群体。然而烟草只是安慰剂，而且是具有迷幻效果的致癌剂，烟草在精神上的抚慰和镇定，生理因素只占小部分，大多还是社会文化的熏陶渐染。烟草或许有助于提高专注力，但是停止吸食之后对大脑损伤更大，借助烟草"解忧"无异于饮鸩止渴。

烟草对健康的危害并非立竿见影，甚至由于身体差异和环境因素，可能短时间内很难觉察其带来的负面效应。这让很多烟民产生了侥幸心理，甚至认为，可以通过"适度吸烟"控制烟草带来的健康危害。正如"吉登斯悖论"所示，坐等局面变得严重，那时再去临时抱佛脚，定然是太迟了，"防烟害于未然"则是媒体作为"瞭望塔"的社会责任。

二、淡化"男性气质"

卷烟在中国差序格局的社会结构中，具有特殊的文化情感能量。Zachary 等认为，赠送和分享卷烟的做法极大地促进了中国男性开始吸烟以及戒烟失败（Rich, Z. C. & Xiao, S. 2011）。历史和文化根源不断重复这种做法，阻碍了烟草控制的进程。

尽管"吸烟有害健康"是人尽皆知的事实，但烟草被赋予了强烈的"男性气质"，出于群体压力和对"义气"的非理性追求，不少男性"舍生取义"开始吸烟，并用分享香烟作为社交手段，在社会交往中扩展自己同质化的社交网络。从过去到现在，卷烟对于形成和维持男性社交网络一直非常重要，这是今天中国男性吸烟依然如此普遍的根本原因（Kohrman, M., 2010）。

与之相对应的是，我国男性的戒烟成功率相对比较低。一项针对我国男性吸烟者的调查（Yang, T. Zhu, Z. Barnett, R. Zhang, W. & Jiang, S., 2019）发现，烟民们认为意志力是成功戒烟的关键，这象征着男性的力量和自我控制的规范。这些规范植根中国文化，以男性作为社会和家庭领袖的性别认同而自豪。中国男性倾向否认吸烟的生理成瘾。相反，他们将自己描述为在心理上沉迷"吸烟习惯"，这种习惯为社交服务，因此他们认为自己能够控制自己的健康行为。许多中国男性认为戒烟服务是不必要的，侵犯了个人隐私，有损他们的性别认同，并与"自力更生"的文化基耦相冲突，所以尽管我国很多城市医院设立了戒烟门诊，但一直未曾彻底摆脱门庭冷落的困境。

改变这种现象并非易事，但媒体可以潜移默化地淡化卷烟在中国语境中内隐的男性气质，拒绝让卷烟成为社交品。同时，新媒体环境中，颠覆与创新精神为改善固定成见提供了难得的契机，平权运动的发展与扩散成为解救两性深陷文化窠臼的窗口，而健康传播则有利于戒烟服务成为一种社会认同度高的援助项目。

文化与技术的合力打破了传统定式思维的壁垒，为淡化烟草使用的男性气质和社交属性建立了资源基础。

三、扭转馈赠习俗

有学者研究认为卷烟在中华人民共和国成立之初直至改革开放都是经济富足的体现（刘文楠，2015：206）。贫穷匮乏的集体记忆在中国民众心中产生了"记忆痕迹"，这一痕迹短时间内难以消弭。也与烟草"礼品"性质难以割舍，甚至可以从"天价烟"中管窥经济富足后，寄托烟草上的对于丰裕与昂贵的向往。但是文化转型带来了扭转原有价值观的契机。

国家专门开展了治理"天价烟"的行动，控烟制度中对党内领导干部的规训也自上而下地传递出一种价值观，即防止"天价烟"助长奢靡之风，烟草消费也自上而下受到场合限制，扩散到整个社会是具有示范意义的。另外是改变"抽烟代表身份象征"的问题。"在中国社会中，'做面子'是个人炫耀其权力的一种手段"（黄光国，胡先缙，1988：7-55），正因为如此，烟草所承载的经济丰硕的逻辑是很难被抹杀的，而且资本与大众传媒共谋，对雪茄、烟盒、烟标等展开营销，在制造利润和话题性的同时，加固了高价烟草对身份标榜的作用。

对于上述"天价烟"和烟草身份象征之间的关联，媒体可在价值观上凸显烟草在贪腐事件中的"奢靡"身份，而奢靡带来的堕落是社会主流价值观所唾弃的，从而破解烟草消费文化的迷思。中国人的传统文化心理中，礼品既要代表其经济价值，又要承载一定的象征意义。媒体一方面应揭露烟草集团的营销诡计，将卷烟与其在中国的社会意义脱钩；另一方面，可以呼吁倡导烟草包装尽快符合《烟草控制框架公约》标准，即在烟草制品包装上印制烂肺、烂口、骷髅等警示图标，且图形警示面积超过50%。如此一来，烟草制品作为礼品馈赠的属性在中国语境中应该会大打折扣。

综上所述，媒体在促进烟草共识达成方面大有可为，尽管从根本上推进控烟运动离不开行政干预，但媒体可以提供成熟的舆论环境和良性沟通的互动平台。一是要持续强调吸烟带来的健康风险和危害，借助"扁鹊见蔡桓公"的寓言，让烟民和非烟民都意识到烟草对于健康的损耗，及时止损；二是报道烟草产生的社会苦难时，尽量弱化对社会个人的苛责，彰显社会关怀，化解控烟矛盾，形成良性、向善的控烟社会氛围；三是灵活运用新媒体平台，提供良好的沟通渠道，在控烟议题上正面引导，尽量扩大控烟共识的影响面；四是潜移默化地扭转原有的烟草文化表征，促进达成多元统一的控烟社会共识。如此才可能出现控烟的社会共治，从而让控烟运动实现良性的、连续的、渐进的发展，达到增进民众福祉、促进社会健康发展的目的。

参考文献

中文译著

[1][美]埃姆·格里芬. 初始传播学：在信息社会正确认知自我、他人及世界 [M]. 展江，译. 北京：后浪出版社，2016.

[2][新西兰]艾伦·贝尔，[澳大利亚]彼得·加勒特. 媒介话语的进路 [M]. 徐桂权，译. 北京：中国人民大学出版社，2016.

[3][英]安德鲁·查德威克. 互联网政治学：国家、公民与新传播技术 [M]. 任孟山，译. 北京：华夏出版社，2010.

[4][英]安东尼·吉登斯. 气候变化的政治 [M]. 曹荣湘，译. 北京：社会科学文献出版社，2009.

[5][英]安东尼·吉登斯. 社会的构成：结构化理论大纲 [M]. 李康，李猛，译. 北京：生活·读书·新知三联书店，1998.

[6][美]班凯乐. 中国烟草史 [M]. 皇甫秋实，译. 北京：北京大学出版社，2018.

[7][美]丹尼尔·C. 哈林，[意]保罗·曼奇尼. 比较媒介体制——媒介与政治的三种模式 [M]. 陈娟，展江，等，译. 北京：中国人民大学出版社，2012.

[8][法]迪迪埃·努里松. 烟火撩人：香烟的历史 [M]. 陈睿，李敏，译. 北京：生活·读书·新知三联书店，2013.

[9][美]盖伊·塔奇曼. 做新闻 [M]. 麻争旗，刘笑盈，徐扬，译. 北京：华夏出版社，2008.

[10][美]赫伯特·阿特休尔. 权力的媒介 [M]. 黄煜，裘志康，译. 北京：华夏出版社，1989.

[11][美]赫伯特·金迪斯. 理性的边界：博弈论与各门行为科学的统一 [M]. 董志强，译. 上海：格致出版社，上海三联书店，上海人民出版社，2011.

[12]［丹麦］克劳斯·布鲁恩·延森. 媒介融合：网络传播、大众传播和人际传播的三重维度［M］. 刘君，译. 上海：复旦大学出版社，2018.

[13]［美］兰德尔·柯林斯. 互动仪式链［M］. 林聚任，王鹏，宋丽君，译. 北京：商务印书馆，2009.

[14]［法］雷吉斯·德布雷著. 媒介学引论［M］. 刘文玲，译. 陈卫星，审译. 北京：中国传媒大学出版社，2014.

[15]［美］理查德·克莱恩. 香烟——一个人类痼习的文化研究［M］. 乐晓飞，译. 北京：中国社会科学出版社，1999.

[16]［美］曼纽尔·卡斯特，著. 网络社会的崛起［M］. 夏铸九，王志弘，等，译. 北京：社会科学文献出版社，2003.

[17]［法］莫斯科维奇. 社会表征［M］. 管健，高文珺，俞容龄，译. 北京：中国人民大学出版社，2011.

[18]［美］尼尔·波兹曼. 技术垄断——文明向技术投降［M］. 蔡金栋，梁薇，译. 北京：机械工业出版社，2013.

[19]［英］尼克·库尔德里. 媒介仪式——一种批判的视角［M］. 崔玺，译. 北京：中国人民大学出版社，2016.

[20]［英］尼克·库尔德利. 媒介、社会与世界：社会理论与数字媒介实践［M］. 何道宽，译. 上海：复旦大学出版社，2016.

[21]［德］诺贝特·埃利亚斯. 文明的进程：文明的社会起源和心理起源研究［M］. 王佩莉，袁志英，译. 上海：上海译文出版社，2009.

[22]［英］诺曼·费尔克拉夫. 话语与社会变迁［M］. 殷晓蓉，译. 北京：华夏出版社，2003.

[23]［美］帕特丽夏·盖斯特·马丁. 健康传播：个人、文化与政治的综合视角［M］. 龚文庠，李利群，译. 北京：北京大学出版社，2006.

[24]［美］乔纳森·特纳，简·斯戴兹. 情感社会学［M］. 孙俊才，文军，译. 上海：上海人民出版社，2007.

[25]［丹麦］施蒂格·夏瓦. 文化与社会的媒介化［M］. 刘君，等，译. 上海：复旦大学出版社，2018.

[26]［英］斯图尔特·霍尔. 表征：文化表象与意指实践［M］. 徐亮，编. 陆兴华，译. 北京：商务印书馆，2003.

[27]［荷］图恩·梵·迪克. 话语研究：多学科导论［M］. 周翔，译. 重庆：重庆大学出版社，2015.

[28]［荷］托伊恩·A. 梵. 迪克. 作为话语的新闻［M］. 曾庆香，译. 北京：华夏出版社，2003.

[29]［加］文森特·莫斯可.数字化崇拜：迷思、权力与赛博空间［M］.黄典林，译.北京：北京大学出版社，2010.

[30]［英］詹姆斯·卡伦，［韩］朴明珍.去西方化媒介研究［M］.卢家银，编.崔明伍，杜俊伟，王雷，译.北京：清华大学出版社，2011.

[31]［新加坡］郑永年.技术赋权：中国的互联网、国家与社会［M］.邱道隆，译.北京：东方出版社，2014.

中文著作

[1] 大丰，朝晖.中国烟民与烟文化［M］.长沙：岳麓书社，2007.

[2] 顾洁.YouTube用户能动性：媒介实践论的角度［M］.北京：中国广播电视出版社，2014.

[3] 黄光国，胡先缙.人情与面子：中国人的权力游戏［M］.台北：巨流图书公司，1988.

[4] 黄蓉.中国报纸产业化进程中的制度选择——基于博弈的视角［M］.北京：中国社会科学出版社，2016.

[5] 乐国安，汪新建.社会心理学理论与体系［M］.北京：北京师范大学出版社，2011.

[6] 李希光，周恒宇.控烟报道读本［M］.北京：清华大学出版社，2008.

[7] 李友梅，黄晓春，张虎祥，等.从弥散到秩序——"制度与生活"视野下的中国社会变迁（1921—2011）［M］.北京：中国大百科全书出版社，2011.

[8] 刘海龙.大众传播理论：范式与流派［M］.北京：人民大学出版社，2008.

[9] 刘文楠.近代中国的不吸纸烟运动研究［M］.北京：社会科学文献出版社，2015.

[10] 马立诚.当代中国八种社会思潮［M］.北京：社会科学文献出版社，2011.

[11] 孟昭兰.普通心理学［M］.北京：北京大学出版社，1994.

[12] 苏力.制度是如何形成的［M］.北京：北京大学出版社，2007.

[13] 陶东风，和磊.文化研究［M］.桂林：广西师大出版社，2006.

[14] 田向阳.健康传播学［M］.北京：人民卫生出版社，2017.

[15] 汪银生，李德才.中国烟文化［M］.合肥：安徽人民出版社，1993.

[16] 王庆.环境风险的媒介建构与受众风险感知［M］.北京：中国传媒大学出版社，2016.

［17］王志红．差异性社会共识理论研究［M］．北京：社会科学文献出版社，2016．

［18］吴晗．灯下集［M］．北京：生活·读书·新知三联书店，2006．

［19］余世存．人世间：我们时代的精神状况［M］．北京：九州出版社，2014．

［20］臧国仁．新闻媒体与消息来源——媒介框架与真实建构之论述［M］．台北：三民书局出版社，1999．

［21］张睿莲．中国烟文化与烟文化产业［M］．昆明：云南大学出版社，2018．

［22］张维迎．博弈论与信息经济学［M］．上海：上海人民出版社，2004．

［23］张维迎．博弈与社会［M］．北京：北京大学出版社，2017．

［24］张文彤，董伟．SPSS统计分析高级教程（第二版）［M］．北京：高等教育出版社，2013．

［56］赵旭东．结构与再生产：吉登斯的社会理论［M］．北京：中国人民大学出版社，2017．

［57］赵月枝．传播与社会：政治经济与文化分析［M］．北京：中国传媒大学出版社，2011．

［58］郑天一，徐斌．烟文化［M］．北京：中国社会科学出版社，1992．

英文文献（著述、会议论文、期刊论文）

［1］Fairclough，N．Language and Power［M］．London：Longman，1989．

［2］Gitlin T. The whole world is watching：Mass media in the making and unmaking of the new left［M］. Univ of California Press，2003．

［3］Goffman E. Frame analysis：An essay on the organization of experience［M］. Harvard University Press，1974．

［4］Gries P H. China's new nationalism：Pride，politics，and diplomacy［M］. Univ of California Press，2004．

［5］Iyengar S. Is anyone responsible？：How television frames political issues［M］. University of Chicago Press，1994．

［6］Revaluing French feminism：critical essays on difference，agency，and culture［M］. Indiana University Press，1992．

［7］Shirky C. Here comes everybody：The power of organizing without organizations［M］. Penguin，2008．

［8］Tankard Jr J W. The empirical approach to the study of media framing

[M] //Framing public life. Routledge, 2001.

[9] Thompson J B. Ideology and modern culture: Critical social theory in the era of mass communication [M]. Stanford, CaliF.: Stanford University Press, 1990.

[10] Vincent Mosco, The digital sublime: Myth, power, and cyberspace [M]. Mit Press, 2005.

[11] Yang T, Zhu Z, Barnett R, et al. Tobacco Advertising, Anti-Tobacco Information Exposure, Environmental Smoking Restrictions, and Unassisted Smoking Cessation Among Chinese Male Smokers: A Population-Based Study [J]. American journal of men's health, 2019, 13 (3).

[12] Ahmed S, Matthes J. Media representation of Muslims and Islam from 2000 to 2015: A meta-analysis [J]. International Communication Gazette, 2017, 79 (3).

[13] Alhamdan B, Al-Saadi K, Baroutsis A, et al. Media representation of teachers across five countries [J]. Comparative Education, 2014, 50 (4).

[14] Atusingwize E, Lewis S, Langley T. Economic evaluations of tobacco control mass media campaigns: a systematic review [J]. Tobacco Control, 2015, 24 (4).

[15] Ayers D F. From governance to competitiveness: A diachronic analysis of the community college discourse of local [J]. Critical Discourse Studies, 2013, 10 (1).

[16] Baker P, Gabrielatos C, Khosravinik M, et al. A useful methodological synergy? Combining critical discourse analysis and corpus linguistics to examine discourses of refugees and asylum seekers in the UK press [J]. Discourse & Society, 2008, 19 (3).

[17] Baker P, McEnery T. A corpus-based approach to discourses of refugees and asylum seekers in UN and newspaper texts [J]. Journal of language and politics, 2005, 4 (2).

[18] Bennett W L, Segerberg A, Yang Y. The strength of peripheral networks: negotiating attention and meaning in complex media ecologies [J]. Journal of Communication, 2018, 68 (4).

[19] Blake K D, Kaufman A R, Lorenzo J, et al. A descriptive study of television news coverage of tobacco in the United States: Frequency of topics, frames, exemplars, and efficacy [J]. Journal of health communication, 2015, 20 (12).

[20] Blei D, Ng A, Jordan M. Latent Dirichlet Allocation [J]. Journal of Ma-

chine Learning Research, 2003 (3).

[21] Chapman S, Dominello A. A strategy for increasing news media coverage of tobacco and health in Australia [J]. Health Promotion International, 2001 (16).

[22] Christofides N, Chapman S, Dominello A. The new pariahs: discourse on the tobacco industry in the Sydney press, 1993 - 97. [J] Aust N Z J Public Health, 1999 (23).

[23] Coltrane S, Messineo M. The perpetuation of subtle prejudice: Race and gender imagery in 1990s television advertising [J]. Sex roles, 2000, 42 (5-6).

[24] Dorfman L, Krasnow I D. Public health and media advocacy [J]. Annual Review of Public Health, 2014, 35.

[25] Dunlop S M, Cotter T, Perez D, et al. Tobacco in the news: associations between news coverage, news recall and smoking-related outcomes in a sample of Australian smokers and recent quitters [J]. Health education research, 2011, 27 (1).

[26] Durkin S J, Biener L, Wakefield M A. Effects of different types of antismoking ads on reducing disparities in smoking cessation among socioeconomic subgroups [J]. American journal of public health, 2009, 99 (12).

[27] Durkin S, Bayly M, Brennan E, et al. Fear, Sadness and Hope: Which Emotions Maximize Impact of Anti-Tobacco Mass Media Advertisements among Lower and Higher SES Groups? [J]. Journal of health communication, 2018, 23 (5).

[28] Durkin S, Brennan E, Wakefield M. Mass media campaigns to promote smoking cessation among adults: an integrative review [J]. Tobacco control, 2012, 21 (2).

[29] Durrant R, Wakefield M, McLeod K, et al Tobacco in the news: an analysis of newspaper coverage of tobacco issues in Australia, 2001 [J]. Tobacco Control, 2003 (12).

[30] Ekman P. An argument for basic emotions [J]. Cognition and Emotion, 1992, 6 (3/4).

[31] Entman R M, Usher N. Framing in a fractured democracy: Impacts of digital technology on ideology, power and cascading network activation [J]. Journal of Communication, 2018, 68 (2).

[32] Entman R M. Framing: Toward clarification of a fractured paradigm [J]. Journal of communication, 1993, 43 (4).

[33] Farrelly M C, Healton C G, Davis K C, et al. Getting to the truth: evalu-

ating national tobacco countermarketing campaigns ［J］. American journal of public health, 2002, 92 (6).

［34］ Fitzgerald J. China and the Quest for Dignity ［J］. The National Interest, 1999 (55).

［35］ Flay B R. Mass media and smoking cessation: a critical review ［J］. American Journal of Public Health, 1987, 77 (2).

［36］ Gao J, Chapman S, Sun S, et al. The growth in newspaper coverage of tobacco control in China, 2000-2010 ［J］. BMC Public Health, 2012, 12 (1).

［37］ Givel M S. Deconstructing social constructionist theory in tobacco policy: The case of the less hazardous cigarette ［J］. Journal of Policy Practice, 2010, 10 (1).

［38］ Horst H, Miller D. Normativity and materiality: A view from digital anthropology ［J］. Media International Australia, 2012, 145 (1).

［39］ Hu Tel-wei, Mao Zhengzhong. Economic Analysis of Tobacco and Options for Tobacco Control: China Case Study ［A］. WHO Tobacco Control Papers, Center for Tobacco Control Research and Education ［C］. UC San Francisco, 2002 (12).

［40］ Ibrahim A, Ye J, Hoffner C. Diffusion of news of the Shuttle Columbia disaster: The role of emotional responses and motives for interpersonal communication ［J］. Communication Research Reports, 2008, 25 (2).

［41］ Ibrahim J K, Glantz S A. The rise and fall of tobacco control media campaigns, 1967 - 2006 ［J］. American Journal of Public Health, 2007, 97 (8).

［42］ Jacobi C, Van Atteveldt W, Welbers K. Quantitative analysis of large amounts of journalistic texts using topic modelling ［J］. Digital Journalism, 2016, 4 (1).

［43］ Jiang S, Beaudoin C E. Smoking prevention in China: a content analysis of an anti-smoking social media campaign ［J］. Journal of health communication, 2016, 21 (7).

［44］ Keller T R, Hase V, Thaker J, et al. News Media Coverage of Climate Change in India 1997 - 2016: Using Automated Content Analysis to Assess Themes and Topics ［J］. Environmental Communication, 2019.

［45］ Knight J, Chapman S. "Asian yuppies… are always looking for something new and different": creating a tobacco culture among young Asians ［J］. Tobacco control, 2004, 13 (suppl 2).

［46］ Kohrman M. Depoliticizing Tobacco′s Exceptionality: Male Sociality,

Death and Memory-Making among Chinese Cigarette Smokers [J]. The China Journal, 2007 (58).

[47] Kohrman M. New steps for tobacco control in and outside of China [J]. Asia Pacific Journal of Public Health, 2010, 22 (3_ suppl).

[48] Kohrman M. Should I quit? Tobacco, fraught identity, and the risks of governmentality in urban China [J]. Urban Anthropol, 2004, 33 (2-4).

[49] Laugesen M, Meads C. Advertising, price, income and publicity effects on weekly cigarette sales in New Zealand supermarkets [J]. British Journal of Addiction, 1991 (86).

[50] Lee H, Paek H J. Impact of norm perceptions and guilt on audience response to anti-smoking norm PSAs: The case of Korean male smokers [J]. Health Education Journal, 2013, 72 (5).

[51] Maier D, Waldherr A, Miltner P, et al. Applying LDA topic modeling in communication research: Toward a valid and reliable methodology [J]. Communication Methods and Measures, 2018, 12 (2-3).

[52] McCullough A, Meernik C, Baker H, et al. Perceptions of Tobacco Control Media Campaigns Among Smokers With Lower Socioeconomic Status [J]. Health promotion practice, 2018, 19 (4).

[53] McVey D, Stapleton J. Can anti-smoking television advertising affect smoking behaviour? Controlled trial of the Health Education Authority for England's anti-smoking TV campaign [J]. Tobacco control, 2000, 9 (3).

[54] Moore M P. The Cigarette as Representational Ideograph in the Debate over Environmental Tobacco Smoke [J]. Communication Monographs, 1997, 64 (1).

[55] Mullin S, Prasad V, Kaur J, et al. Increasing evidence for the efficacy of tobacco control mass media communication programming in low-and middle-income countries [J]. Journal of health communication, 2011, 16 (sup2).

[56] Murukutla N, Yan H, Wang S, et al. Cost-effectiveness of a smokeless tobacco control mass media campaign in India [J]. Tobacco control, 2018, 27 (5).

[57] Namkoong K, Nah S, Record R A, et al. Communication, reasoning, and planned behaviors: unveiling the effect of interactive communication in an anti-smoking social media campaign [J]. Health communication, 2017, 32 (1).

[58] Papacharissi Z. Affective publics and structures of storytelling: Sentiment, events and mediality [J]. Information, Communication & Society, 2016, 19 (3).

[59] Papacharissi Z. Toward new journalism (s) affective news, hybridity, and liminal spaces [J]. Journalism studies, 2015, 16 (1).

[60] Peng Z. Representation of China: An across time analysis of coverage in The New York Times and Los Angeles Times [J]. Asian Journal of Communication, 2004, 14 (1).

[61] Pierce JP, Gilpin EA News media coverage of smoking and health is associated with changes in population rates of smoking cessation but not initiation [J]. Tobacco Control, 2001, 10.

[62] Plutchik R. The nature of emotions [J]. philosophical studies, 2001, 89 (4).

[63] Poland B, Frohlich K, Haines R J, et al. The social context of smoking: the next frontier in tobacco control? [J]. Tobacco control, 2006, 15 (1).

[64] Popham W J, Potter L D, Bal D G, et al. Do anti-smoking media campaigns help smokers quit? [J]. Public health reports, 1993, 108 (4).

[65] Rich Z C, Xiao S. Tobacco as a social currency: cigarette gifting and sharing in China [J]. Nicotine & Tobacco Research, 2011, 14 (3).

[66] Richardson S, McNeill A, Langley T E, et al. The impact of televised tobacco control advertising content on campaign recall: evidence from the International Tobacco Control (ITC) United Kingdom Survey [J]. BMC public health, 2014, 14 (1).

[67] Scheufele D A. Framing as a theory of media effects [J]. Journal of communication, 1999, 49 (1).

[68] Siu W. Social construction of reality. The tobacco issue [J]. Critical Public Health, 2009, 19 (1).

[69] Stieglitz S, Dang-Xuan L. Emotions and information diffusion in social media—sentiment of microblogs and sharing behavior [J]. Journal of management information systems, 2013, 29 (4).

[70] Stillman FA, Cronin KA, Evans WD, et al. Can media advocacy influence newspaper coverage of tobacco: measuring the effectiveness of the American stop smoking intervention study' s (ASSIST) media advocacy strategies [J]. Tobacco Control, 2001, 10.

[71] Thornton G. Everything is miscellaneous: The power of the new digital disorder [J]. Journal of the American Society for Information Science and Technology, 2009, 60 (6).

［72］van den Heerik R A M, van Hooijdonk C M J, Burgers C, et al. "Smoking Is S666... Sandals and White Socks"：Co-creation of a Dutch anti-smoking campaign to change social norms［J］. Health communication, 2017, 32（5）.

［73］Wakefield M A, Durkin S, Spittal M J, et al. Impact of tobacco control policies and mass media campaigns on monthly adult smoking prevalence［J］. American journal of public health, 2008, 98（8）.

［74］Wang F, Zheng P, Yang D, et al. Chinese tobacco industry promotional activity on the microblog Weibo［J］. PloS one, 2014, 9（6）.

［75］Weishaar H, Dorfman L, Freudenberg N, et al. Why media representations of corporations matter for public health policy：a scoping review［J］. BMC public health, 2016, 16（1）.

中文期刊、会议论文

［1］毕彤彤. 社交媒体环境下的控烟传播研究——以新浪微博控烟账号为例［A］. 上海大学影视艺术技术学院. 首届长三角影视传媒研究生学术论坛论文集［C］. 上海大学影视艺术技术学院：上海大学影视艺术技术学院研究生工作办公室, 2015.

［2］曹晋, 孔宇, 徐璐. 互联网民族志：媒介化的日常生活研究［J］. 新闻大学, 2018（02）.

［3］曾润喜, 杨喜喜. 国外媒体涉华政策传播的话语框架与语义策略［J］. 情报杂志, 2017, 36（06）.

［4］陈超美, 陈悦, 侯剑华, 等. CiteSpace II：科学文献中新趋势与新动态的识别与可视化［J］. 情报学报, 2009（3）.

［5］陈虹, 郝希群. 恐惧诉求视角下看媒体的控烟报道——以《人民日报》控烟报道为例［J］. 华东师范大学学报（哲学社会科学版）, 2013, 45（01）.

［6］陈爽. 微博信息的情绪效价与唤起程度对信息传播的影响［A］. 中国心理学会. 第十五届全国心理学学术会议论文摘要集［C］. 中国心理学会：中国心理学会, 2012.

［7］陈卫星. 数字神话的传播想象［J］. 中国图书评论, 2009（05）.

［8］陈阳. 框架分析：一个亟待澄清的理论概念［J］. 国际新闻界, 2007（04）：19-23.

［9］陈悦, 陈超美, 刘则渊, 等. CiteSpace 知识图谱的方法论功能［J］. 科学学研究, 2015, 33（2）.

［10］邓耀臣. 词语搭配研究中的统计方法［J］. 大连海事大学学报（社

会科学版），2003（04）.

　[11] 董文兰，冯雅靖，王宝华，等.2011年北京市某城区餐馆吸烟劝阻情况调查 [J]. 中国慢性病预防与控制，2013，21（04）.

　[12] 冯潇，夏彬. 都市类报纸烟草图景构建与控烟话语表达——以《茶城晚刊》为例 [J]. 传播与版权，2016（11）：12-14.

　[13] 甘罗嘉，肖晴文. 控烟公益广告的健康传播研究：现状、问题与应对 [J]. 中国新闻传播研究，2016（02）：65-73（a）.

　[14] 甘罗嘉，肖晴文. 影视吸烟镜头的涵化作用、存在现状与应对策略——一项关于影视剧艺术创作与控烟的健康传播研究 [J]. 中国健康教育，2016，32（05）：473-475（b）.

　[15] 高顺恒. 基于CiteSpace的我国后真相研究知识分析 [J]. 传媒论坛，2019，2（17）.

　[16] 谷士刚. 理性与非理性的交织：当代中国网络民族主义透视 [J]. 前沿，2011（11）.

　[17] 顾洁. 媒介研究的实践范式：框架、路径与启示 [J]. 新闻与传播研究，2018，25（06）.

　[18] 管健，乐国安. 社会表征理论及其发展 [J]. 南京师大学报（社会科学版），2007（01）.

　[19] 管健. 社会表征理论的起源与发展——对莫斯科维奇《社会表征：社会心理学探索》的解读 [J]. 社会学研究，2009，24（04）.

　[20] 郭建斌. 如何理解"媒介事件"和"传播的仪式观"——兼评《媒介事件》和《作为文化的传播》[J]. 国际新闻界，2014（4）.

　[21] 郭文平. 字汇实践及媒介再现：语料库分析方法在总体经济新闻文本分析运用研究 [J]. 新闻学研究，2015（125）.

　[22] 郭小安，滕金达. 衍生与融合：框架理论研究的跨学科对话 [J]. 现代传播（中国传媒大学学报），2018，40（07）.

　[23] 郝永华. Representation：从再现到表征——论斯图尔特·霍尔的文化表征理论 [J]. 江西师范大学学报（哲学社会科学版），2008，41（06）.

　[24] 洪宇. 中国控烟政策变迁：基于支持联盟框架的分析 [J]. 中国卫生政策研究，2014，7（03）.

　[25] 胡百精，黄彪文，冯雯婷. 大众媒体控烟传播对策探讨：媒体话语、意见领袖与控烟文化 [J]. 中国健康教育，2012，28（12）.

　[26] 胡正荣，张英培. 我国媒体融合发展的反思与展望 [J]. 中国编辑，2019（06）.

[27] 黄彪文. 履约背景下中国控烟的报道：2012—2016 [A]，中华传播学会 2017 年年会论文 [C]. 2017 (6).

[28] 黄典林. 媒介社会学的文化研究路径：以斯图亚特·霍尔为例 [J]. 国际新闻界，2018, 40 (06).

[29] 黄丽丽，冯雯婷. 控烟视频广告的恐惧诉求效果评估——基于焦点小组访谈的定性分析 [J]. 中国健康教育，2017, 33 (09).

[30] 黄顺铭，陆勇. 一个大众文化文本的符号系统——对刘翔版白沙广告的符号学分析 [J]. 新闻知识，2005 (4).

[31] 吉宁，张勇，吉华青，徐建伟，刘敏，白雅敏. 2014 年中国六地区公共场所工作人员吸烟劝阻情况及影响因素 [J]. 卫生研究，2017, 46 (03).

[32] 江凌，姜博伦，颜叶清. 当代大学生对影视剧中吸烟镜头的认知态度与情感偏向研究——基于涵化效果与"第三人效应"现象的实证分析 [J]. 新闻与传播研究，2014, 21 (04).

[33] 姜东旭. 舆论场域融合中媒体的激励机制与选择逻辑 [J]. 现代传播（中国传媒大学学报），2019, 41 (03).

[34] 姜垣，李强，肖琳等. 中国烟草流行与控制 [J]. 中华流行病学杂志，2011, 32 (12).

[35] 蒋东旭，胡正荣. 互动依赖：多元逻辑中的媒介制度变迁 [J]. 新闻大学，2019 (06).

[36] 蒋宁平. 微博中的艾滋表征：一个文本挖掘的路径 [A]. 中国传媒大学新闻传播学部. 2014 年全球化学术共同体中的传播研究教育国际会议暨青年学者论坛论文集 [C]. 中国传媒大学新闻传播学部：中国传媒大学新闻传播学部，2014.

[37] 晋群，宋红霞. 媒体控烟报道的问题与突破——对云南控烟报道的观察与分析 [J]. 中国记者，2011 (10).

[38] 靳雪征，宋军，胡百精，等. 新媒体时代下的烟草控制传播效果评估与策略建议 [J]. 中国健康教育，2013, 29 (04).

[39] 克劳斯·布鲁恩·延森，等. 界定性与敏感性：媒介化理论的两种概念化方式 [J]. 新闻与传播研究，2017 (1).

[40] 雷祥麟. 公共痰盂的诞生：香港的反吐痰争议与华人社群的回应 [J]. 近代史研究所集刊，2017 (96).

[41] 李碧珍，吴芃梅，杨少雄. 新时代中国经济高质量发展的知识图谱研究——基于 CiteSpace 的可视化分析 [J]. 东南学术，2019 (05).

[42] 李翠敏，徐生权. 媒介化视域下公共危机事件的网络舆情演化研究

[J]. 新闻界, 2019 (07).

[43] 李东晓, 潘祥辉. 分权体制与地方政府的媒介治理——以"守土有责"的地方性理解与实践为视角 [J]. 新闻记者, 2016 (05).

[44] 李斐斐, 孙桐, 刘言训, 等. 成年人被动吸烟情况调查研究 [J]. 山东大学学报 (医学版), 2009 (4).

[45] 李红涛, 黄顺铭. "耻化"叙事与文化创伤的建构:《人民日报》南京大屠杀纪念文章 (1949—2012) 的内容分析 [J]. 新闻与传播研究, 2014 (1).

[46] 李良荣, 张华. 参与社会治理:传媒公共性的实践逻辑 [J]. 现代传播, 2014 (4).

[47] 李天飞. 中国烟草控制政策的经济学分析 [J]. 上海经济研究, 2004.

[48] 李彤. 中国控烟传播模式的发展与创新——以"携手灭烟, 拥抱晴天"健康传播运动为例 [A]. 中国控制吸烟协会、中国疾病预防控制中心、中国健康教育中心、中华预防医学会. 第十一届亚太控烟大会论文集 [C]. 中国控制吸烟协会、中国疾病预防控制中心、中国健康教育中心、中华预防医学会: 中国控制吸烟协会, 2016.

[49] 李晓. "同题大战"如何出新出彩 [J]. 传媒观察, 2012 (12).

[50] 李新华.《烟草控制框架公约》与 MPOWER 控烟综合战略 [J]. 中国健康教育, 2008, 24 (9).

[51] 李艳萍, 翟善梅. 议联盟框架视角下的中国控烟政策变迁分析 [J]. 山东工商学院学报, 2016 (05).

[52] 李友梅, 肖瑛, 黄晓春. 当代中国社会建设的公共性困境及其超越 [J]. 中国社会科学, 2012 (04).

[53] 李媛秋, 杨剑, 吴顶峰, 等. 健康传播视角下慢性病防控报道内容分析 [J]. 中国健康教育, 2014, 30 (06).

[54] 李云霞, 姜垣, 杨焱, 等. 中国公共场所禁止吸烟法规现状分析 [J]. 环境与健康杂志, 2007 (4).

[55] 林清丽. 台湾推动室内无烟环境的"立法"过程与执行初期 [A]. 第 14 届全国控制吸烟学术研讨会论文集 [C]. 2012 (12).

[56] 刘伯红, 卜卫. 我国电视广告中女性形象的研究报告 [J]. 新闻与传播研究, 1997 (1).

[57] 刘丛, 谢耘耕, 万旋傲. 微博情绪与微博传播力的关系研究——基于 24 起公共事件相关微博的实证分析 [J]. 新闻与传播研究, 2015 (9).

[58] 刘海燕.中国控烟政策产出乏力的政策网络分析 [J].大连理工大学学报（社会科学版），2013（2）.

[59] 刘宏宇，李婧文，白静.媒介仪式的结构化与反结构化——评析央视春晚小品的叙事模式变迁 [J].国际新闻界，2019，41（02）.

[60] 刘继同，郭岩.从公共卫生到大众健康：中国公共卫生政策的范式转变与政策挑战 [J].湖南社会科学，2007（2）.

[61] 刘力，程千.主流媒体话语表征中农民工阶层的形象意义 [J].求索，2010（1）.

[62] 刘力，管健，孙思玉.敏化性概念、基模与共享：社会表征的对话主义立场 [J].中国社会心理学评论，2010（01）.

[63] 刘乃歌.面朝"她"时代：影视艺术中的"女性向"现象与文化透析 [J].现代传播（中国传媒大学学报），2018，40（12）.

[64] 刘强.框架理论：概念、源流与方法探析——兼论我国框架理论研究的阙失 [J].中国出版，2015（08）.

[65] 刘婷婷，刘欣娟.健康传播视角下的控烟传播研究综述 [J].新闻研究导刊，2015，6（15）.

[66] 罗嘉.慧科新闻搜索研究数据库及其应用实践 [J].农业图书情报学刊，2016（07）：21.

[67] 马得勇，张志原.公共舆论的同质化及其心理根源——基于网民调查的实证分析 [J].清华大学学报，2017（4）.

[68] 马凯.控烟信息传播中的问题与对策研究——以三家控烟微博为例 [J].传媒国际评论，2015（00）.

[69] 毛正中.提高烟草税的必要性和可行性研究 [J].中国卫生政策研究，2009，2（3）.

[70] 潘祥辉.探究中国媒介制度变迁的演化逻辑——一种博弈论的视角 [J].哈尔滨工业大学学报（社会科学版），2010，12（03）.

[71] 齐爱军.尼克·库尔德利：媒介研究的"实践范式"转向 [J].山东社会科学，2017（01）.

[72] 钱佳湧."行动的场域"："媒介"意义的非现代阐释 [J].新闻与传播研究，2018，25（03）.

[73] 钱毓芳.媒介话语研究的新视野：一种基于语料库的批判话语分析 [J].广西大学学报（哲学社会科学版），2010，32（03）.

[74] 秦汉.媒介体制：一个亟待梳理的研究领域——专访加利福尼亚大学圣地亚哥分校传播学院教授丹尼尔·哈林 [J].国际新闻界，2016，38（02）.

[75] 曲靖野，陈震，胡轶楠．共词分析与 LDA 模型分析在文本主题挖掘中的比较研究 [J]．情报科学，2018，36（02）．

[76] 阮丽铮．论地方性控烟立法的基础 [J]．河南社会科学，2015（2）．

[77] 沈敏荣．国内控烟立法与《烟草控制框架公约》之差距 [J]．法治论丛，2010，25（04）．

[78] 苏玉娟．大数据知识表征的社会建构 [J]．中共山西省委党校学报，2017，40（01）．

[79] 苏玉娟．基于大数据知识表征的特质 [J]．哲学分析，2017，8（02）．

[80] 隋岩，苗伟山，中国网络群体事件的主要特征和研究框架 [J]．现代传播，2014（11）．

[81] 孙彩芹．框架理论发展 35 年文献综述——兼述内地框架理论发展 11 年的问题和建议 [J]．国际新闻界，2010，32（09）．

[82] 孙立平．社会转型：发展社会学的新议题 [J]．社会学研究，2005（01）．

[83] 王春平，徐雪芳，马少俊，等．健康传播在控制被动吸烟干预活动中的应用 [J]．中国慢性病预防与控制，2008（01）．

[84] 王建新．我国地方性控烟立法研究 [J]．行政法学研究，2011，4（4）．

[85] 王凌云，王爱君，齐宇欣，等．内隐联想测验中他人重要性对自我心理表征的影响 [J]．心理科学，2019，42（03）．

[86] 王伟．科学表征理论发展的新趋势 [J]．人文杂志，2017（02）．

[87] 王彦．沉默的框架：框架理论六十年的时间脉络与空间想象 [J]．浙江大学学报（人文社会科学版），2017，47（06）．

[88] 王毓莉．驯服 V.S. 抗拒：中国政治权力控制下的新闻专业抗争策略 [J]．新闻学研究，2012（1）．

[89] 魏屹东．表征概念的起源、理论演变及本质特征 [J]．哲学分析，2012，3（03）．

[90] 吴散散，张鑫，王丽敏，等．新媒体对大众防烟/控烟态度的正面影响 [J]．中国健康心理学杂志，2017，25（01）．

[91] 吴莹，杨宜音．社会心态形成过程中社会与个人的"互构性"——社会心理学中"共识"理论对社会心态研究的启示 [J]．社会科学战线，2013（02）．

[92] 伍静，林升栋．禁烟广告对中国青少年的影响效果：男女有别 [J]．

国际新闻界，2012，34（5）．

　　[93] 习近平．加快推动媒体融合发展构建全媒体传播格局 [J]．求是，2019（6）．

　　[94] 咸桂彩，施霞．动作序列学习的心理表征机制研究——基于学习迁移率的定量分析 [J]．天津体育学院学报，2015，30（03）．

　　[95] 辛斌，高小丽．批评话语分析：目标、方法与动态 [J]．外语与外语教学，2013，4．

　　[96] 徐翔．微博传播中"评论极化"现象与效应实证分析 [J]．现代视听，2017（5）．

　　[97] 薛可，阳长征，余明阳．媒介传播中信息表征形式对受众社会化影响研究 [J]．国际新闻界，2017，39（08）．

　　[98] 杨步月．健康传播在控烟工作中的作用 [A]．中国控制吸烟协会（Chinese Association on Tobacco Control）．履约控烟创建无烟环境——第14届全国控制吸烟学术研讨会暨中国控烟高级研讨班论文集 [C]．中国控制吸烟协会（Chinese Association on Tobacco Control）：中国吸烟与健康协会，2009．

　　[99] 杨功焕．中国控烟战略与法律问题研讨我国控烟的现状和未来 [J]．法治论丛，2010，25（04）．

　　[100] 杨国斌．悲情与戏谑：网络事件中的情感动员 [J]．传播与社会学刊，2009（9）．

　　[101] 杨嫚，彭雨昕，王玉佳．国外民族志路径下的数字媒介实践研究：情境、聚集与日常生活 [J]．北京邮电大学学报（社会科学版），2016，18（01）．

　　[102] 杨娜，吴鹏．基于语料库的媒介话语分析——以《纽约时报》对华妇女报道为例 [J]．国际新闻界，2012（9）．

　　[103] 杨宜音，张曙光．在多元一体中寻找"我们"——从社会心理学看共识的建构 [J]．人民论坛·学术前沿，2013（07）．

　　[104] 姚红岑，刘珺，叶小华，等．广州市公共场所人员劝阻吸烟意愿及其影响因素 [J]．中国慢性病预防与控制，2014，22（04）．

　　[105] 叶虎．巴赫金狂欢理论视域下的网络传播 [J]．理论建设，2006（05）．

　　[106] 尹唯佳，王燕，高尧．烟草价税联动对实现控烟目标的影响研究 [J]．财政研究，2012（9）．

　　[107] 于泽元．一个质化个案研究的设计 [J]．陈向明主编质性研究：反思与评论 [M]．重庆大学出版社，2007．

［108］余红，王庆．社会怨恨与媒介建构［J］．华中科技大学学报（社会科学版），2015（03）．

［109］余红，马旭．"生活"逻辑的回归：中国烟草报道大数据分析及其启示［J］．现代传播（中国传媒大学学报），2019，41（08）．

［110］余红，马旭．社会表征理论视域下网络公共事件的共识达成机制研究——以"电梯劝烟猝死案"的社交媒体讨论为考察对象［J］．情报杂志，2019，38（08）．

［111］袁军，杨乐．健康传播中的控烟议题研究——以《人民日报》控烟报道为例［J］．当代传播，2010（02）．

［112］袁利华．中国女性吸烟、二手烟暴露及其控制研究进展［J］．中国公共卫生，2015，31（10）．

［113］岳经纶，陈泽涛．不情愿的控烟运动：中国控烟政策的发展及其局限［J］．公共管理研究，2008（06）．

［114］张涵，郭继志，杨淑香，等．控烟立法后医学院校学生被动吸烟现状及劝阻情况分析［J］．中国卫生事业管理，2015，32（01）．

［115］张黎，朱晓彬，李军，等．护理专业学生劝阻吸烟现状调查［J］．中国公共卫生，2016，32（05）．

［116］张立伟．控烟立法的权利之辩［J］．理论视野，2012（10）．

［117］张明新．后 SARS 时代中国大陆艾滋病议题的媒体呈现：框架理论的观点［J］．开放时代，2009，2.

［118］张培晶，宋蕾．基于 LDA 的微博文本主题建模方法研究述评［J］．图书情报工作，2012，56（24）．

［119］张森荣，张海芳．从社会与经济视角论我国控烟策略［J］．健康教育与健康促进，2012（2）．

［120］张天成．烟草消费的经济负担与上海控烟立法的迫切性［A］．清华大学国际传播研究中心.2011 年度中国健康传播大会优秀论文集［C］．清华大学国际传播研究中心：清华大学国际传播研究中心，2011.

［121］张田，傅宏．冒犯者得到宽恕以后的行为及其影响因素：基于访谈的研究［J］．心理研究，2018，11（1）．

［122］张永明，贾漫漫，陈元立，等.2037 名医学研究生尝试吸烟及二手烟暴露的网络调查分析［J］．中国肿瘤，2018，27（06）．

［123］张志安，汤敏．新新闻生态系统：中国新闻业的新行动者与结构重塑［J］．新闻与写作，2018（3）．

［124］赵蜜．社会表征论：发展脉络及其启示［J］．社会学研究，2017，

32 (04).

[125] 赵旭东. 从社会转型到文化转型——当代中国社会的特征及其转化 [J]. 中山大学学报 (社会科学版), 2013 (3).

[126] 赵旭东. 吉登斯社会理论与中国发展 [J]. 西南民族大学学报 (人文社科版), 2016, 37 (12).

[127] 赵毅衡. "表征" 还是 "再现"? 一个不能再 "姑且" 下去的重要概念区分 [J]. 国际新闻界, 2017, 39 (08).

[128] 赵月枝. 国家, 市场与社会: 从全球视野和批判角度审视中国传播与权力的关系 [J]. 传播与社会学刊, 2007, 2.

[129] 郑频频. 无烟政策的评价方法探讨 [J]. 健康教育与健康促进, 2018, 13 (05).

[130] 郑榕. 烟草税在全球控烟中的运用及中国烟草税制的改革 [J]. 税务研究, 2009 (10).

[131] 郑石, 张绍刚. 颠覆与创造: 新媒体环境下我国的偶像生产与粉丝文化 [J]. 新闻界, 2019 (06).

[132] 郑雯, 黄荣贵. "媒介逻辑" 如何影响中国的抗争?——基于 40 个拆迁案例的模糊集定性比较分析 [J]. 国际新闻界, 2016, 38 (04).

[133] 钟馨. 英国全国性报纸中 "一带一路" 话语的意义建构研究——基于语料库批评话语分析法 [J]. 现代传播 (中国传媒大学学报), 2018, 40 (07).

[134] 周克清, 戴鹏. 控烟背景下的烟草财政贡献度研究 [J]. 西南民族大学学报 (人文社会科学版), 2011 (9).

[135] 周逵, 苗伟山. 竞争性的图像行动主义: 中国网络民族主义的一种视觉传播视角 [J]. 国际新闻界, 2016, 38 (11).

[136] 周翔, 李镓. 网络社会中的 "媒介化" 问题: 理论、实践与展望 [J]. 国际新闻界, 2017, 39 (04).

[137] 周雪光, 艾云. 多重逻辑下的制度变迁: 一个分析框架 [J]. 中国社会科学, 2010 (04).

[138] 周莹, 王林, 李媛秋. 中国控烟进程中媒体报道现状及健康传播对策 [J]. 中国公共卫生管理, 2012, 28 (06).

[139] 朱丽丽, 韩怡辰. 拟态亲密关系: 一项关于养成系偶像粉丝社群的新观察——以 TFboys 个案为例 [J]. 当代传播, 2017 (06).

[140] 朱天, 马超. 互联网情绪传播研究的新路径探析 [J]. 现代传播 (中国传媒大学学报), 2018, 40 (06).

[141] 朱雪波. 被动吸烟防治的健康传播策略 [J]. 医学与社会, 2009, 22 (01).

中文学位论文

[1] 陈文泰. 国际社交网络中"政府实在"表征研究 [D]. 武汉: 华中科技大学, 2018.

[2] 顾燕. 健康传播视角下主流网络新闻媒体的控烟报道研究 [D]. 苏州: 苏州大学, 2012.

[3] 郭冬阳. 框架理论在我国新闻传播领域的应用研究 [D]. 南宁: 广西师范学院, 2017.

[4] 李娟. 健康传播视角下《人民日报》控烟议题建构 [D]. 乌鲁木齐: 新疆大学, 2015.

[5] 罗元. 健康传播视角下的报纸烟害报道研究 [D]. 长沙: 湖南大学, 2011.

[6] 娜荷亚. "吸烟有害健康" 传播失效研究 [D]. 长春: 吉林大学, 2008.

[7] 王庆. 环境风险的媒介建构与受众风险感知 [D]. 武汉: 华中科技大学, 2015.

[8] 王香甜. 威胁类型与主体状态对恐惧控烟广告效果的影响研究 [D]. 南昌: 江西师范大学, 2015.

[9] 吴迪. 博弈论视角下的中国控烟政策分析 [D]. 上海: 复旦大学, 2014.

[10] 吴婷婷. 烟草的符号性隐喻及其在大众传播中的应用 [D]. 合肥: 中国科学技术大学, 2014.

[11] 袁佳. 恐惧诉求方式对控烟类公益广告传播效果的影响 [D]. 宁波: 宁波大学, 2013.

[12] 张靖. 控烟报道研究 [D]. 西安: 西北大学, 2012.

[13] 张文灿. 框架理论视野下我国控烟报道的新闻框架探析 [D]. 武汉: 华中科技大学, 2013.

[14] 赵微. 中美控烟报道议题建构比较研究 [D]. 长春: 吉林大学, 2009.

[15] 郑雯. 媒介化抗争: 变迁、机理与挑战 [D]. 上海: 复旦大学, 2013.

附录一：五类主体高频并置词

高频并置词(MI>3, P<0.05)

主词汇类别	词汇	T1	T2	T3	T4	T5	T6	T7	T8	T9	T10
政府等官方组织	政府	烟草	工作	禁烟	控烟	报告	机关	部门	企业	地方	红头文件
	世界卫生组织	烟草	控制	框架	公约	世界	发起	无烟日	根据	中国	吸烟
	卫生部	公共场所	禁烟	吸烟	部长	修订	新闻	控烟	公布	卫生	发布
	公安	烟草	部门	工商	联合	质监	卫生	烟草专卖局	执法	交通	税务
	中央	企业	国有资本	年	地方	领导	国资委	预算	管理	部门	监督
	人大常委会	市	会议	主任	案例	审议	通过	副	广州市	省	草案
	财政部	国家税务总局	发布	消费税	消息	国务院	近日	企业	批准	产品	联合
	国务院	批准	经	国家税务总局	消息	发布	财政部	近日	对烟	项目	核准
	爱卫办	市	联合	控烟	记者	疾控中心	无烟日	无烟	卫生局	组织	昨日
	计卫委	卫生	国家	公共场所	控制	起草	吸烟	记者	公布	国务院法制办	新闻
	中国工程院	院士	烟草	院长	当选	谢建平	表示	增选	副	潘云鹤	常务

续表

高频并置词（$MI>3, P<0.05$）

主词汇类别	词汇	T1	T2	T3	T4	T5	T6	T7	T8	T9	T10
政府等官方组织	工商局	联合	烟草	烟草专卖局	近日	县	部门	开展	公安局	消费者	本报讯
	国家税务总局	财政部	国务院	经	发布	消息	记者	消费税	近日	产品	对烟
	检察院	市	被	烟草	近日	以	非法经营	法院	罪	涉嫌	提起公诉
	国资委	企业	监督	中央	范围	中国烟草	试行	国务院	财政部	所	央企
	人民法院	中级	近日	非法经营	判处	罪	一起	依法	销售	日前	记者
	教育部	全国	关于	办公厅	发布	学校	卫生部	禁烟令	新华社	禁烟	据
	全国政协	委员	中国	中国工程院	院长	潘云鹤	控烟	会议	院士	关注	两会
	广电总局	办公厅	关于	影视剧	发出	电影	吸烟	电视剧	镜头	严格控制	控烟
	发改委	国家	向	云南省	申请	增加	烟草专卖	许可证	管理	省	主任
	中共中央办公厅	国务院办公厅	关于	印发	近日	领导	新华社	北京	干部带头	禁烟	据
	党政机关	各级	吸烟	公共场所	公务活动	烟草	严禁吸烟	无烟	禁烟	规定	移动
	立法会	通过	议员	昨日	禁烟	吸烟	提交	控烟法	委员会	审议	消息
	经侦大队	公安局	联合	烟草专卖局	近日	公安分局	民警	一起	县	部门	接到

续表

高频并置词（$MI>3$，$P<0.05$）

主词汇类别	词汇	T1	T2	T3	T4	T5	T6	T7	T8	T9	T10
烟草集团	烟草专卖局	公司	近日	烟草	记者	局长	卷烟	联合	工作	开展	召开
	中国烟草	公司	中国	有限公司	企业	烟草	集团	投资	控制	股份	控制
	卷烟厂	烟草	公司	卷烟厂	集团	有限责任	工业	中烟	昆明	企业	红塔
	烟草行业	发展	全国	亿元	中国	实现	工作	税利	我国	企业	卷烟
	烟农	烟叶	烤烟	收入	收购	增收	亿元	生产	种植	服务	合作社
	红塔	烟草	公司	集团	有限责任	云南	有限公司	卷烟厂	海南	玉溪	辽宁
	烟草市场	整治	秩序	专项	规范	行动	工作	开展	综合治理	进一步	整顿
	国家烟草	局	总局	研究	中国	总公司	公司	项目	卷烟	基地	对比
	白沙	烟草	公司	河北	有限责任	集团	鹤舞	广告	品牌	香烟	刘翔
	万宝路	香烟	中国	烟草	生产	广告	美国	品牌	公司	国产	全球
非政府组织	医院	无烟	人民	禁烟	控烟	戒烟	创建	门诊	记者	学校	吸烟
	专家	控烟	烟草	中国	吸烟	表示	健康	呼吁	认为	指出	戒烟
	协会	中国	控烟	吸烟	控制	烟草	协会	健康	发布	联合	公布
	疾控中心	中国	市	控烟	健康	联合	记者	发布	主任	无烟日	世界

续表

高频并置词(MI>3,P<0.05)

主词汇类别	词汇	T1	T2	T3	T4	T5	T6	T7	T8	T9	T10
非政府组织	志愿者	控烟	活动	宣传	志愿者	开展	组织	服务	禁烟	赵武	社区
	医疗机构	禁烟	无烟	控烟	全面	医院	戒烟	记者	机构	吊销	卫生
	基金会	中国	癌症	盖茨	控烟	肺癌	防治	发展	绿化	中国烟草	工作部
	控烟办	主任	中国	疾控中心	控烟	兰州市	深圳市	国家	记者	表示	杨功焕
	医务人员	控烟	医院	吸烟	戒烟	禁烟	要求	培训	吸烟率	知识	医疗卫生
民众	烟民	戒烟	吸烟	亿	禁烟	中国	我国	控烟	老	世界	健康
	市民	吸烟	控烟	健康	禁烟	记者	宣传	活动	公共场所	戒烟	不少
	吸烟者	吸烟	戒烟	烟草	被动	二手烟	危害	我国	健康	公共场所	中国
	消费者	利益	维护	活动	权益日	国家	卷烟	宣传	国际	权益	之上
	群众	举报	健康	人民	活动	烟草专卖局	宣传	根据	服务	接到	生活
	居民	健康	烟草	社区	吸烟	素养	服务	控烟	活动	宣传	港澳
	青少年	吸烟	烟草	控烟	中国	我国	烟民	无烟	健康	吸烟率	调查
	人们	吸烟	健康	生活	危害	关注	禁烟	戒烟	控烟	随着	二手烟
	公众	健康	烟草	吸烟	危害	禁烟	场所	控烟	公众	广告	关注
	未成年人	向	支	禁止	吸烟	出售	烟酒	售烟	保护	烟草	不得
	纳税人	根据	素养	加征	从量税	通知	兼营	卷烟	申报	烟草	批发
	公民	健康	素养	中国	吸烟	烟草	控烟	禁烟	公共场所	保护	组织

续表

高频并置词（$MI>3, P<0.05$）

主词汇类别	词汇	T1	T2	T3	T4	T5	T6	T7	T8	T9	T10
媒体相关	记者	本报讯	通讯员	记者	昨日	获悉	报道	新华社	控烟	本报	禁烟
	通讯员	记者	本报讯	近日	报道	昨日	烟草专卖局	晚报	卷烟	消息	日前
	新华社	据	日电	记者	北京	电	烟草	经验	吸烟	专电	控烟
	新闻	发布会	发言人	卫生部	召开	理性	控烟	中国	图片	卫生	新闻
	媒体	记者	报道	控烟	近日	称	曝光	日前	禁烟	全	中国

附录二:2009—2018 年影响力排名前 50 热门微博

用户名	认证类型	微博内容	发布时间	影响力	转发	评论	点赞	用户描述
享游柯桥	微博官方认证	【发微博@享游柯桥 曝光旅游不文明】垃圾乱扔,插队加塞,景区"题字",上厕所不冲水,无视禁烟标志想吸就吸……看起来是不是很不爽?不用再沉默,发微博 @享游柯桥 曝光不文明现象,小编将转发并择优送出 50 元移动充值卡。让我们一起向旅游不文明宣战!	2014 年 6 月 9 日	114750	239928	46947	0	绍兴市柯桥区旅游局官方微博
北京青年报	微博官方认证	【#微博撤除吸烟表情# 北京控烟协会点赞】在接到网友建议之后,微博从上周起将其自带表情包中代号为"酷"的表情在微博国际版下线,微博"吸烟表情"在微博的 PC 和手机客户端将逐步成为历史。北京控烟协会对此表示点赞,同时期待腾讯等也尽快撤除吸烟表情。(北青报记者 张小妹)	2017 年 9 月 13 日	57710.4	13092	115548	31272	北京青年报官方微博

续表

用户名	认证类型	微博内容	发布时间	影响力	转发	评论	点赞	用户描述
时尚芭莎	微博官方认证	2018#BAZAAR 明星慈善夜#少年以新生力量助力慈善事业，他成为中国控烟倡导者前往瑞士日内瓦世界卫生组织总部，作为青年领袖代表在日内瓦世界卫生组织总部发表全英文演讲，公益和个人的职业生涯两不误的千玺，始终把公益放在第一位。@TFBOYS-易烊千玺一身西装精致干练，脱去了少年的稚气，更显成熟气质	2018年10月12日	44106.8	92947	7155	20330	《时尚芭莎》官方微博
人民网	微博官方认证	【#为禁烟公厕安装摄像头#教培机构:隔间门关门后拍摄不到】西安一所培训机构为防止学生和老师在学校公厕抽烟，安装了摄像头。培训机构称摄像头固定的，但感觉不舒服的确有门，发现后表示摄像头是固定的，同时厕所隔间门都带门，只要把门关上，门后情况拍不到(华商报)	2018年12月3日	40695.2	30922	31540	78552	人民网法人微博
易烊千玺JacksonYee工作室	微博官方认证	今天是#易周周放粮日#，更是#世界无烟日#，今年也要和@世界卫生组织 中国健康特使,控烟倡导者@TFBOYS-易烊千玺 一起健康生活，做#无烟下一代#一组去年为禁烟拍摄的杂志花絮图献上，更多戳看	2018年5月31日	39483.6	35946	11338	102850	TFBOYS 组合易烊千玺个人工作室

用户名	认证类型	微博内容	发布时间	影响力	转发	评论	点赞	用户描述
王宝强	微博个人认证	朋友送的这个立场挺好，现在都提倡禁烟，好多火次就是乱扔烟头引起的，干脆戒了吧，用这个过过瘾得了，还不含尼古丁！	2015 年 8 月 17 日	32159.6	21782	14788	87658	演员，代表作品《天下无贼》《道士下山》《士兵突击》《泰囧》等
易烊千玺 JacksonYee 工作室	微博官方认证	#易烊千玺天天向上# 看完节目再来一波独家剧照今晚 @TFBOYS—易烊千玺 在《天天向上》中的表现大家喜欢吗？作为世卫中国控烟劝阻吸烟技巧"，现场爆料爸爸为弟弟的健康戒烟，号召大家健康生活，拒绝不良习惯，更有扎心真相出没:不穿秋裤会长胖！	2017 年 10 月 14 日	27860.8	16228	7392	92064	TFBOYS 组合易烊千玺个人工作室官博
TFBOYS 组合	微博个人认证	#易烊千玺世卫控烟倡导者#易烊千玺 作为世界卫生组织中国控烟倡导者之一，拍摄《红秀 GRAZIA》封面，还有两张内页，大片新鲜奉上，造型帅气满分、眼神坚定，"大佬"千玺告诉我们:公益也可以很时尚，一起跟千玺加入拒绝烟草的行列，共建"无烟下一代"	2017 年 6 月 26 日	25686.4	10391	6083	95484	少年偶像组合 TFBOYS 官方微博，发行出道 EP《Heart·梦出发》

续表

用户名	认证类型	微博内容	发布时间	影响力	转发	评论	点赞	用户描述
TFBOYS组合	微博个人认证	#易烊千玺世卫控烟倡导者# 恭喜千玺@TFBOYS—易烊千玺 被@世界卫生组织 授予世卫烟草控制代言人的称号，在今晚的"无烟下一代"控烟项目全球发布会上，千玺发出呼吁："成长路上，拒绝烟草！"让我们一起响应千玺的号召，远离烟草危害，共同净化我们美好的生活环境吧	2017年6月1日	25670.2	13058	4810	92615	少年偶像组合TFBOYS官方微博，发行出道EP《Heart·梦出发》
易烊千玺JacksonYee工作室	微博官方认证	#易烊千玺天天向上#今晚十点，我们的控烟倡导者@TFBOYS—易烊千玺 将在湖南卫视《天天向上》等你，倡导健康生活，与大家分享健康知识。现场千玺神秘的一天首曝光，秀出吸烟阻碍健康的"必杀技"，更有难度超纲的健康Q&A大考验更多精彩锁定今晚@天天向上，从现在开始和千玺一起跟眼习惯说再见吧	2017年10月13日	23685	15053	6377	75565	TFBOYS组合易烊千玺个人工作室官博
马天宇	微博个人认证	"不是所有的商品都允许被广而告之！面对烟草广告，就要给出一记响亮的扣杀！这样的广告必须禁止！请和我一起支持无烟北京，杜绝烟草广告！#你有控吗#@世界卫生组织@控烟集结号"	2015年4月23日	21307.8	16560	11378	50663	歌手、演员

续表

用户名	认证类型	微博内容	发布时间	影响力	转发	评论	点赞	用户描述
世界卫生组织	微博官方认证	[有担当,倡无烟]什么让国际视觉艺术家@陈漫 与三位"90后"青年人气演员 ChenMan Jevon @王嘉尔 掌镜、与关晓彤 @TFBOYS-易烊千玺 共绘公益,青春与时尚交织的视觉艺术?没错,他们聚到一起只为要做"无烟下一代"!控烟是全球性健康议题,而青年人的声音为遏制烟草流行发挥着重要榜样作用。	2017 年 5 月 22 日	20111.8	43261	2037	9963	世界卫生组织官方微博
TFBOYS 组合	微博个人认证	[预告]今晚,千玺@TFBOYS-易烊千玺 将出席"无烟下一代"控烟项目全球发布会。作为世界卫生组织控烟倡导者们,千玺将号召青少年们远离烟草危害,净化我们的美好环境,今晚七点登录一直播,搜索 ID:71407542,一起等待千玺登场吧	2017 年 6 月 1 日	19091.2	8635	2965	72256	少年偶像组合 TFBOYS 官方微博,发行出道 EP《Heart·梦出发》
人民网	微博官方认证	[不在公共场所吸烟 支持请转!]北京市控烟暗访检查结果显示①网吧中 42.2%发现吸烟;②KTV 中发现烟蒂,18.8%发现烟蒂,6.3%发现吸烟;③28.6%写字楼内发现烟蒂,17.3%的旅馆和 10%的餐馆发现烟蒂。这组内氮下吸烟者吸师部影像令人震撼↓@央视新闻	2016 年 12 月 6 日	18105.6	16086	20956	16444	人民网法人微博

续表

用户名	认证类型	微博内容	发布时间	影响力	转发	评论	点赞	用户描述
人民日报	微博官方认证	【普快列车全面禁烟,你支持吗?】近日,普快列车无烟诉讼第一案宣判,法院要求中国铁路哈尔滨局集团拆除 K1301 次列车吸烟区烟具,取消吸烟区。7 月 12 日是该判决生效的第一天,K1301 由此成为全面禁烟的普快列车。很多乘客对普快列车全面禁烟表示支持,你觉得呢?	2018 年 7 月 14 日	17281.8	3231	12322	55303	《人民日报》法人微博
共青团中央	微博官方认证	【你愿意转发支持无烟立法吗?】无烟是城市文明的象征,北京、深圳立法走在前列,但绝大多数人未被无烟立法所保护。无烟立法正在制定中,旨在#保护最多的人#免受二手烟危害,捍卫健康权,支持室内公共场所、工作场所,公共交通工具全面禁烟,需要你的行动!	2016 年 11 月 9 日	14829.2	22174	6003	17792	共青团中央官方微博

续表

用户名	认证类型	微博内容	发布时间	影响力	转发	评论	点赞	用户描述
环球时报	微博官方认证	[联合国报告称中国因吸烟年损失 3500 亿 建议全国禁烟]世界卫生组织和联合国开发计划署 14 日发表报告《中国无法支付的账单》。报告指出，烟草消费在中国不仅造成大量人口过早死亡，从长远看，将造成无法承受的经济代价。该报告还建议中国提高烟草税，及实行全国禁烟令。该报告还显示，与吸烟有关的疾病本世纪内在中国将一共造成 2 亿人死亡，并导致数千万人陷入贫困。据估计，在中国 28% 的成年人，50% 的男性都是经常抽烟的"烟民"。	2017 年 4 月 15 日	14645	5544	16751	28635	《环球时报》微博
天天向上	微博官方认证	[送票啦！]谁说年轻就能随意挥霍自己的身体？拒绝吸烟，我有我的健康新态度。9 月 23 日下午，@TFBOYS—易烊千玺@关晓彤@王嘉尔 Jevon 三位新生力量将做客#天天向上#录制，天妈为大家争取到了 4 张门票福利[噢耶]起紧戳下图参与活动，来马栏山和你的爱豆见面，聊聊禁烟与健康的那些事儿吧	2017 年 9 月 17 日	13419.4	29291	2148	4219	湖南卫视《天天向上》栏目
张晓龙	微博个人认证	中国健康大使祝大家健康快乐！上任以来参加了几项工作，慢阻肺，糖尿病，戒烟控烟……获益良多！今天这个怎么样？哈哈哈！长腿欧巴不？	2018 年 1 月 29 日	11362.2	12628	10005	11545	演员，出演《后宫》《金婚》《甄嬛传》《暗香》等

续表

用户名	认证类型	微博内容	发布时间	影响力	转发	评论	点赞	用户描述
钟欣潼	微博个人认证	为了老五角色的需求我也是豁出去了 人生第一次抽烟 但看起来还是有板有眼的 动作还是蛮酷的 有没有不过吸烟危害健康 我是禁烟大使 保护环境从我做起 @罗曼蒂克消亡史 #老五#	2016年12月6日	11284.2	1643	8	53119	香港明星，Twins组合成员阿娇
易旱耶咕	微博个人认证	#易烊千玺##易烊千玺世卫控烟倡导者# 发现一个小细节，在易烊千玺准备演讲之前，身旁的外国先生戴上了同声传译耳机，可能以为这位中国青少年的演讲会使用中文，但是当易烊千玺用流利的英文开启演讲后，这位外国先生取下来同传耳机，并用一种目光欣赏的目光看向了易烊千玺。	2017年10月23日	9848	6853	3508	28518	时尚博主
甜卡布Sweet Cub_易烊千玺个站	未定义	#易烊千玺世卫控烟倡导者##易烊千玺# 瑞士日内瓦-迪拜 @TFBOYS-易烊千玺 世界再大，有你才精彩	2017年10月24日	9840.2	13015	3246	16679	

续表

用户名	认证类型	微博内容	发布时间	影响力	转发	评论	点赞	用户描述
人民日报	微博官方认证	【你支持国产烟盒变成这样吗?】北京市消协近日展开的调查显示:七成被访者认为香烟包装上增加警示图片更有禁烟效果,超四成烟民不知道烟草外包装须有警示语。八成以上受访者认为,部分吸烟者不分场合,不顾他人感受吸烟,不吸烟者只能被动接受。应在包装上增加图片警示,你同意吗?	2014 年 7 月 26 日	9574.4	6313	8283	18680	《人民日报》法人微博
人民日报	微博官方认证	#最强禁烟令#【我国拟规定:室内公共场所一律禁烟】公共场所控烟条例正向社会征求意见,送审稿明确:①全面禁止所有烟草广告;②所有室内公共场所室外区域全面禁烟;③没有设立吸烟点的公务活动中吸烟;④公职人员不在公共场合吸烟;⑤电影电视剧不得出现烟草标识。中国拟立法全面禁止所有烟草广告、促销和赞助,你支持吗?	2014 年 11 月 24 日	9511.8	8524	7911	14689	《人民日报》法人微博
星闻揭秘	微博个人认证	《娱乐星天地》L 星闻揭秘的秒拍视频 @ TFBOYS—易烊千玺,王嘉助力控烟公益:L 星闻揭秘的秒拍视频 @ TFBOYS—易烊千玺:"我也是打算以后不吸烟,我爸妈也不让我吸烟……"是个乖宝宝~	2017 年 5 月 23 日	9181.8	20901	379	3349	微博 2018 十大影响力综艺"大 V",资深电视评论人,微博电视团成员,娱乐视频自媒体艺娱乐综

续表

用户名	认证类型	微博内容	发布时间	影响力	转发	评论	点赞	用户描述
央视新闻	微博官方认证	【如果你身边有吸烟的人 请转发！】40平米房间内点一支烟，10分钟，PM2.5就从22微克/立方米暴增至200微克/立方米，其间，最高浓度值甚至达到1850微克/立方米！二手烟包含40多种与癌症有关的有毒物质！12天后6月1日，北京"带顶"的场所将一律禁烟！室外排队也不得吸烟！最高罚款200元，为家人，戒烟吧！转！	2015年5月19日	9147.4	15141	5991	3473	中央电视台新闻中心官方微博
中国新闻周刊	微博官方认证	【公共场所控烟立法 你支持吗？】餐馆吃饭，坐公交或火车时，你是否总是闻到令人讨厌的烟味？全国政协委员冯丹龙建议加速公共场所控烟立法，即所有室内公共场所、室内工作场所和公共交通工具内全面禁止吸烟。支持此条建议的小伙伴们请让我看到你们的双手！	2018年3月4日	9134.8	15114	2587	10272	中国新闻周刊官方微博
新浪电影	微博官方认证	#老炮儿遭烟民姜文化烟协#今天，北京控烟协会向电影《老炮儿》剧组和新闻出版广电总局发公开信，称影片滥用吸烟镜头。协会统计，138分钟的影片中，涉烟镜头平均每1分多钟出现一次，"肆意丑化绝大多数遵纪守法的北京烟民"。控烟协会谴责老炮儿：王化烟民小调查：你怎么看这件事？http://t.cn/R4MwkM8	2015年12月31日	8694.8	4515	13796	6852	新浪娱乐电影频道，关注国内外电影放映资讯及抢票活动

续表

用户名	认证类型	微博内容	发布时间	影响力	转发	评论	点赞	用户描述
央视新闻	微博官方认证	【北京室外排队也禁烟！最高罚 200！支持的转！】6 月 1 日，北京控烟条例将实施，公共场所、工作场所室内环境、室外排队等场合禁止吸烟。违者将被罚最高 200 元！可打 12320 电话举报。你知道吗？80%以上肺癌是因长期吸烟或被动吸二手烟所致！戳图，看烟民的肺转发倡议！戒烟吧！（央视记者李斌）	2015 年 4 月 12 日	8691.8	13070	5888	5543	中央电视台新闻中心官方微博
生活小智慧	微博个人认证	世界无烟日，京华时报发布了一个"烟"字。是不是禁烟标志要换了，用了那么多年，也该换了。#甩你一个字#	2016 年 5 月 31 日	8265.8	14342	5099	2447	知名设计美学博主
任重	微博个人认证	支持公共场所禁烟，为自己，也为他人。不做大反派	2015 年 12 月 29 日	8206.8	886	2648	33966	演员任重
卫生计生委控烟传播活动	微博官方认证	我发起了一个投票 [#保护最多的人 #控烟海报用哪张，你说了算！]http://t.cn/RcNKI9A	2016 年 9 月 19 日	7700.4	5973	9093	8370	国家卫生计生委"中国烟草控制大众传播活动"官方微博

续表

用户名	认证类型	微博内容	发布时间	影响力	转发	评论	点赞	用户描述
央视新闻	微博官方认证	【你愿意将这条微博,转给所有烟民吗?】5个月前,北京"带顶"的场所一律禁烟!入冬,记者走发现,公共场所吸烟开始增多,甚至走在路上,你是否也被迫吸过二手烟?你知道吗?80%的肺癌是长期吸烟或被吸二手烟所致!呼呼增强自觉,加强检查力度!戳图,看烟民的肺转发倡议!戒烟吧!	2015年11月23日	7476.6	11622	5636	2867	中央电视台新闻中心官方微博
九阳智慧厨电	微博官方认证	#智能会呼吸油烟机# 七夕七夕,为爱呼吸。九阳油烟机,智能控烟,让油烟远离你的爱,小轻呼吸,会呼吸你的和爱你的人吧!即日起转发关注就有机会赢得九阳大礼!你的爱,会呼吸。你的爱,会呼吸。	2016年8月3日	7433.8	10106	8445	67	杭州九阳生活电器有限公司
张靓颖	微博个人认证	#保护最多的人#若戒烟靠自己,那么不吸二手烟,则靠法律规范。条例实施了一年多,我切实地感受到了公共场所禁烟后的变化。支持全国所有室内公共场所工作场所,公共交通工具全面禁烟,为健康发声	2016年7月4日	6892.8	5586	4478	14336	歌手张靓颖

续表

用户名	认证类型	微博内容	发布时间	影响力	转发	评论	点赞	用户描述
南都娱乐周刊	微博官方认证	【新刊预告】下期封面人物——易烊千玺，王嘉，关晓彤，他们一同当选团中央"五四优秀青年"，又一同成为世界卫生组织"控烟倡导者"，"世界无烟日"，他们逐一挑战南都娱乐周刊快问快答！想看到刘艳芬（易烊千玺要穿秋裤）？不要！最爱粉丝叫"大佬"。天冷要不要穿秋裤？不要！最想挑战禁烟超级大反派的"新男神"王嘉，尽职示范禁烟手势。关晓彤也有拿手菜！保养大长腿有妙招……	2017 年 5 月 31 日	12048	1521	5158	南都娱乐周刊官方
FashionModels	微博个人认证	#FM 明星大片#易烊千玺携手关晓彤登上《红秀 Grazia》新刊封面，为公益禁烟项目发声，三位年轻人穿的中国风时装都来自 SHIATZY CEHN 夏姿·陈	2017 年 6 月 1 日	7521	2502	11795	时尚达人
南昌铁路	微博官方认证	【温馨出行，远离"雾霾"；昌铁微博"罩"顾您】从现在开始，@南昌铁路 发布"自觉禁烟，净化你我"的相关评论，即有机会获得防病菌防尘防雾霾超强防护口罩，呵护您的健康，远离雾霾二手烟的困扰，让您安全出行，方便出行，温馨出行	2014 年 2 月 11 日	9988	5911	1	中国铁路南昌局集团有限公司官方微博

续表

用户名	认证类型	微博内容	发布时间	影响力	转发	评论	点赞	用户描述
央视新闻	微博官方认证	【不在公共场所吸烟 少吸或不吸烟 支持请转!】11日，上海控烟条例修改通过，上海的室内公共场所将于明年3月1日起全面禁烟。这组内窥镜下的肺部影像令人震撼。医生称香烟中的焦油、重金属、致癌物质等会层层堆积在肺泡上，吸烟者肺癌发病率比非吸烟者高25倍！扩散，转给吸烟的TA！	2016年11月12日	6232.4	7170	5859	5104	中央电视台新闻中心官方微博
一手Video	微博官方认证	【中传客座教授上课抽烟，能激发灵感，以讲台为界，想抽的可以一起】近日，有同学爆料称@中国传媒大学 客座教授上课抽烟，告诉同学以讲台为界。在场同学称，想抽烟的可以上去抽，该教授未征得学生允许，而是直接说自己上课得抽烟，且该教授表示抽烟能激发灵感！	2018年12月10日	5992.2	3411	3840	15459	梨视频拍客中心官方微博，新鲜的资讯短视频
观察者网	微博官方认证	【新浪微博撤除吸烟表情，QQ也撤除】9月13日，新浪微博将逐步下线其自带表情包中代号为"酷"的表情，自此，"吸烟表情"在新浪微博的PC端和手机客户端将成为历史。北京市控烟协会对这一行动点赞，并建议腾讯公司采取措施，将微信、QQ上的"吸烟表情"尽快撤除。	2017年9月13日	5915.6	6779	7384	1252	观察者网（www.guancha.cn）官方微博

续表

用户名	认证类型	微博内容	发布时间	影响力	转发	评论	点赞	用户描述
凤凰网时尚	微博官方认证	#星装解析#6月1日，@TFBOYS—易烊千玺亮相世界卫生组织"无烟下一代"控烟项目全球发布会，一袭@ZZegna浅棕色西装，干净帅气，就说你们有没有被这个俊朗少年帅到吧~	2017年6月2日	5541.8	12097	559	2397	凤凰网时尚频道
壹峰信	微博官方认证	今晚上热搜有些莫名其妙，虽然小信也被陈队长这帅气的抽烟姿势撩到，但划重点重点是#健康！吸烟有害自己健康！】这次#易烊千玺#是为#吸烟有害健康#剧情需要才抽烟的，大家千万不要跟风模仿，也不要忽略【禁烟】的重要性~PS：每年5月31日是世界无烟日	2016年9月7日	5471.4	4486	2752	12881	李易峰官方资讯
新闻晨报	微博官方认证	#世界无烟日#【呼吸没有选择，生命不能重来，同意就转发!】据国家卫生健康委员会资料显示，中国青少年吸烟率达到6.9%，尝试吸烟率为19.9%，还有1.8亿儿童遭受二手烟的危害!看@TFBOYS—易烊千玺 @关晓彤 推广的控烟宣传片!青少年阳光向上，拒绝烟草，为己为人为社会，对公共场合吸烟说"不"!	2018年5月31日	5432.4	11585	473	3046	《新闻晨报》官方微博

215

续表

用户名	认证类型	微博内容	发布时间	影响力	转发	评论	点赞	用户描述
人民日报	微博官方认证	【戒烟或不在公共场合吸烟,支持的转!】"烟草每年杀死100万中国人,其中10万是不吸烟的无辜生命。"控烟是全球性健康议题,青年声音为遏制烟草流行发挥榜样作用。由@TFBOYS—易烊千玺@关晓彤@王嘉尔@Jevon陈漫ChenMan拍摄的控烟宣传片↓↓做"无烟下一代"!转发承诺!世界卫生组织的微博视频	2017年9月11日	5413.2	7126	1939	8936	《人民日报》法人微博
湖南卫视贴吧	微博官方认证	【美啦独家】#易烊千玺世卫控烟倡导者#明晚十点和火羊宝在#天天向上#不见不散啦@TFBOYS—易烊千玺	2017年10月12日	5348	5092	1649	13258	百度湖南卫视吧官方微博
人民日报	微博官方认证	【控烟令来了!你戒烟了吗?】6月1日起,北京将实施"最严禁烟令","带顶""场所一律禁烟,室外排队也不得吸烟,最高罚款200元。中国每年因吸烟死亡100万人,超过结核、艾滋和疟疾死亡人数总和。吸烟者平均寿命缩短10年,更深受二手烟危害。还不戒?互为戒烟法↓为自己和家人健康,戒烟吧!转给TA!	2015年5月27日	5149.6	8594	2658	3244	《人民日报》法人微博

续表

用户名	认证类型	微博内容	发布时间	影响力	转发	评论	点赞	用户描述
少年企画 NEWS	微博官方认证	守护未来健康，控烟大使＠TFBOYS—易烊千玺 倡导对烟草勇敢说"不"，这是一份对所有孩子最好的礼物，与#易烊千玺# 一起守护期待	2017 年 6 月 2 日	5128	10479	787	3108	北京少年企画文化传媒有限公司
铲屎官狗带	微博个人认证	本餐厅禁烟，禁冰激凌，但是允许带独角兽	2015 年 6 月 30 日	5108.6	10089	1143	3079	知名萌宠博主
湖南卫视贴吧	微博官方认证	#一心一意，易烊千玺# 易烊千玺 不论是受邀到世界卫生组织任命为 "中国健康特使"，还是用零花钱帮助一个残障儿童上学，给北京流浪动物救助站捐粮食，公益路上始终有＠TFBOYS—易烊千玺的身影。去年在他 17 岁生日会时宣布成立的#易烊千玺 爱心基金#也更新了最新进展	2018 年 6 月 23 日	5083.8	9477	758	4949	百度湖南卫视吧官方微博

附录三：2016—2018 年新浪微博"劝阻吸烟"媒介事件汇总

时间	事件梗概	微博搜索关键词	劝烟者特征	被劝者特征	地点	场合	讨论周期	后果	热度（主帖）	热度（评论）	热度（点赞）
2017 年 11 月 2 日	医生电梯里劝阻吸烟，被动老人突发心脏病离世，家属索赔 40 万	医生 电梯 劝阻吸烟 老人猝死	1	1	郑州	1	3	5	454	36492	37339
2016 年 10 月 12 日	廊坊一带着孩子的女子电梯内劝阻男子吸烟，遭对方暴打半分钟	女子电梯内劝阻吸烟遭	2	1	廊坊	1	2	4	133	35402	13044
2016 年 5 月 8 日	公交女司机劝阻乘客抽烟遭暴打	苏州 公交女司机劝阻 抽烟 暴打	2		苏州	1	2	4	434	25316	10457
2018 年 2 月 24 日	老外地铁吸烟被劝连连爆粗口，中国小伙：要么把烟灭了，要么滚出中国！	老外 地铁 吸烟 被劝	1	1	北京	1	2	3	607	20362	73138
2018 年 1 月 27 日	北京火锅店女子劝烟	北京 女子 劝阻抽烟无效	2	1	北京	1	2	3	352	18830	40951

续表

时间	事件梗概	微博搜索关键词	劝烟者特征	被劝者特征	地点	场合	讨论周期	后果	热度（主帖）	热度（评论）	热度（点赞）
2018年7月31日	北京地铁十号线上一女子抽电子烟	北京 地铁 十号线 一女子 抽电子烟	0	2	北京	1	1	3	112	13905	9006
2018年2月1日	宁波电梯内劝烟后被钝器划伤	宁波 电梯 劝阻吸烟	1	1	宁波	1	2	4	247	7445	4407
2018年9月3日	长沙地铁二号线劝烟被打	长沙 地铁 劝阻抽烟被打	2	1	长沙	1	2	4	40	6211	11640
2017年9月11日	江西赣州开往南京的动车男子对劝阻其吸烟的女列车长辱骂殴打	男子 动车吸烟辱骂女列车长	2	1	赣州	1	2	3	49	3980	1892
2018年3月31日	熊孩子河边抽烟排排坐，个个语出惊人	熊孩子河边抽烟	0	0	贵阳	2	2	2	300	3796	3321
2016年7月15日	北京地铁车厢里一男子抽烟喝酒无人敢劝阻	北京 地铁 抽烟喝酒	0	1	北京	1	1	1	9	3099	1638
2018年5月16日	老烟枪不顾劝阻，坚持在医院吸烟，吸氧时点燃氧气管	老烟枪 医院吸烟吸氧 点燃氧气管	0	1	黄石	1	2	5	65	2844	3168
2018年10月1日	女子列车上吸烟并与女学生发生争吵	女子 列车上吸烟 争吵	2	2	长春	1	1	3	23	2424	2291

续表

时间	事件梗概	微博搜索关键词	劝烟者特征	被劝者特征	地点	场合	讨论周期	后果	热度（主帖）	热度（评论）	热度（点赞）
2016年12月6日	大V医生电梯内劝一记者灭烟被口头威胁	医生电梯内劝一记者灭烟被口头威胁	1	1	浙江	1	1	3	8	1443	1124
2017年10月5人	男子加油站吸烟无视劝阻,被灭火器喷射	男子加油站吸烟工作人员灭火器	1	1	保加利亚	1	2	4	111	1409	4954
2018年2月22日	三亚一加油站,男子加油站内吸烟被制止,抢安全桩追打工作人员	三亚一加油站,男子加油站内吸烟被制止,抢安全桩追打工作人员	0	1	三亚	1	2	4	36	1333	380
2017年6月24日	疑因被劝阻抽烟,男子当街暴打保洁大爷	男子抽烟暴打保洁大爷	1		济南	2	2	4	20	1308	791
2017年3月5日	男子地铁里抽烟被阻 竟大骂:这破车,抽烟怎么了	南京男子地铁里抽烟被阻竟大骂	0	1	南京	1	1	3	24	1249	1603
2018年8月30日	北京开往贵阳的火车上,男子抽烟被劝,反呛声无禁烟标识	火车 男子 抽烟 被劝	0	1	北京	1	1	3	55	1147	329
2016年2月26日	吸烟被劝阻,男子不听反怒砸网吧	武汉男子怒砸网吧	0		武汉	1	2	3	20	790	1018
2016年5月13日	某饭店经理被劝阻抽烟后打骂女性顾客	上海 经理 抽烟 顾客	2	1	上海	1	2	3	12	710	739

续表

时间	事件梗概	微博搜索关键词	劝烟者特征	被劝者特征	地点	场合	讨论周期	后果	热度（主帖）	热度（评论）	热度（点赞）
2016年2月3日	控烟志愿者劝阻吸烟被打断手指	控烟志愿者劝阻吸烟被打断手指	1	0	北京	1	2	4	32	681	1038
2018年10月1日	深圳男子茶餐厅劝烟反遭殴，打人者被拘15天	深圳 男子 茶餐厅 劝烟 遭殴	1	1	深圳	1	2	4	39	628	476
2018年7月18日	大巴司机开车抽烟被劝阻：我是为了乘客安全才抽	大巴司机 抽烟 劝阻 安全	1	1	泗阳	1	2	3	26	607	412
2017年8月31日	山东临沂夫妻劝阻男子公厕后抽烟遭毒打	公厕 抽烟 环卫工 劝阻遭打	0	1	临沂	1	2	4	13	605	447
2016年9月22日	男子公交吸烟不听劝，持灭火器喷司机	男子公交吸烟不听劝 持灭火器喷司机	1	1	武汉	1	2	4	24	489	790
2018年5月31日	萌娃用1根棒棒糖换市民1根烟	萌娃用1根棒棒糖换市民1根烟	0	0	青州	2	1	2	66	425	1487
2016年3月1日	男子地铁车厢内吸烟	男子北京地铁 吸烟（时间限定2016年2月29日—3月5日）	0	1	北京	1	1	2	21	402	276

续表

时间	事件梗概	微博搜索关键词	劝烟者特征	被劝者特征	地点	场合	讨论周期	后果	热度(主帖)	热度(评论)	热度(点赞)
2017年3月17日	公交司机制止乘客抽烟被捅多刀,血溅驾驶室	公交司机制止乘客抽烟被捅多刀 血溅驾驶室	1	1	武汉	1	2	5	11	357	87
2018年8月22日	电梯内吸烟被劝阻,光头男竟叼烟锁喉斗狠	武汉 电梯 劝阻 吸烟锁喉	1	1	武汉	1	1	4	27	321	182
2016年2月11日	三人地铁吸烟,屡劝不止被行拘	三人地铁站吸烟	0	1	上海	1	2	3	8	287	459
2017年8月9日	石家庄地铁上男子不听劝阻抽烟	石家庄 地铁 男子 抽烟	0	1	石家庄	1	1	3	14	282	124
2018年3月24日	老教授劝人灭烟反被揍,打人者不认错,还索要国家赔偿	老教授劝人灭烟反被揍 打人者不认错 还索要国家赔偿	1	1	南宁	1	2	4	5	228	209
2016年5月31日	女子在香烟上画满漫画,送给丈夫戒烟	漫画 劝丈夫戒烟	2	1	重庆	2	1	2	15	192	818
2018年6月27日	被劝阻吸烟,小伙儿与保洁大爷发生冲突	石家庄 保洁大爷 小伙 烟	1	1	石家庄	1	1	4	11	124	72
2018年8月21日	广东深圳出租车司机劝阻乘客不要抽烟遭打	深圳 出租车 劝阻乘客不要抽烟遭打	1	1	深圳	1	1	4	9	120	77

续表

时间	事件梗概	微博搜索关键词	劝烟者特征	被劝者特征	地点	场合	讨论周期	后果	热度（主帖）	热度（评论）	热度（点赞）
2018年2月12日	上海一家餐厅内，男子点香烟，邻桌的顾客上前劝阻，男子竟然站起身公然对邻桌顾客进行辱骂挑衅	上海餐厅男子点燃香烟，邻桌顾客上前劝阻辱骂	0	1	上海	1	1	3	8	119	77
2017年9月29日	老人劝诫男子不要吸烟，被骂后暴打年轻男子	劝阻吸烟被骂老人暴打	1	1	新北	1	1	4	14	117	271
2016年6月7日	合肥环卫工人10根肋骨被打骨折，劝阻扔烟头竟遭毒打	合肥环卫工工劝阻扔烟头遭毒打	2	1	合肥	2	3	4	24	108	113
2017年3月23日	上海商场内男子吸烟被劝阻后不理被行拘	上海商场内男子吸烟被劝阻后不理被行拘	2	2	上海	1	2	4	5	106	50
2018年8月14日	男子公交车上吸烟，司机劝导反遭打	荆州公交车男子吸烟司机劝导	1	1	荆州	1	2	4	5	61	39
2017年2月27日	广州两爱伤男子医院抽烟，医生劝阻竟遭殴打	男子医院抽烟殴打医生	1	1	广州	1	2	4	4	43	10
2016年5月18日	出租车上抽烟被劝，男子暴打的哥	出租车抽烟劝阻暴打	1	1	台州	1	1	4	13	37	57

续表

时间	事件梗概	微博搜索关键词	劝烟者特征	被劝者特征	地点	场合	讨论周期	后果	热度（主帖）	热度（评论）	热度（点赞）
2016年12月2日	老太太地铁里抽烟被劝阻，怒斥小伙儿	老太太地铁里抽烟被劝阻 怒斥小伙	1	2	南京	1	1	3	10	32	34
2016年5月17日	公交女司机劝阻乘客抽烟遭暴打	武汉 公交 女司机 劝烟 暴打	2	1	武汉	1	1	3	10	28	41
2018年7月24日	男子加油站吸烟被劝阻警告无果后，被行政拘留10天	辽宁 男子 加油站 抽烟	0	1	本溪	1	2	3	24	18	25
2017年10月7日	陕西咸阳男子在加油站抽烟不听劝阻被拘5日	陕西咸阳男子在加油站抽烟不听劝阻被拘5日	0	1	咸阳	1	2	1	10	8	18

附录四：深度访谈引导问题

　　这个采访的目的是了解您对于我国烟草消费与控制的基本知识与态度，以及与烟草议题相关的媒介实践方式、内容、目的、情绪信念等。对您的访谈将会对相关研究做出重要贡献。当然，没有您的授权，任何有关您的个人信息都不会被泄露，访谈主要以半结构化的问题组成，大约会持续30分钟，在我们正式开始访谈之前，您还有什么问题吗？

一、人口信息统计

1.1 性别：

1.2 年龄：

1.3 教育水平：

1.4 职业：

1.5 居住地：（是否烟草大省/是否出台了控烟条例）

1.6 籍贯：

二、烟草消费习惯/环境

2.1　本人是否抽烟：

2.1a 抽烟者问题	
烟龄：	平均每天抽烟：　支
是否尝试过戒烟	
最近一次戒烟是什么时候	对戒烟门诊有无了解
直系亲属是否抽烟	
身边亲友是否抽烟	
工作同事/室友/同学是否抽烟	

2.1b 不抽烟者问题	
0. 从未抽烟者（　　）	1. 戒烟成功者　　　（时间）
直系亲属是否抽烟	
身边亲友是否抽烟	
工作同事/室友/同学是否抽烟	

2.2 您是否了解国家有关烟草控制的条例和规定？

2.3 您是否了解居住地有无颁布公共场所禁止抽烟的条例？

2.4 您对于公共场所禁烟的态度是什么样的？（支持/反对/中立）

三、对烟草的态度（社会表征）

3.1 词语联想法（提示：个人习惯、男性气质、乌烟瘴气、提神醒脑、消除苦闷、意志力低下、身份象征、富足表现、社交手段、自由、时尚、叛逆……）

3.2 您会在公共场所（有人/没人）抽烟吗？/您在公共场所看到过有人抽烟吗？

3.3 在生活中遇到有人在密闭的公共场所抽烟您会阻止吗？阻止的原因？不阻止的原因？

3.4 您会关注到公共场所有无禁止抽烟的标识吗？

3.5 您认为抽烟有害健康是社会基本共识吗？

3.6 您认为公共场所禁烟是社会基本共识吗？

3.7 您愿意维护他人抽烟自由的权力吗？

3.8 您愿意（愿意说服身边人）遵循公共场所不抽烟吗？

四、媒体使用习惯及媒介实践

4.1 最经常使用的媒体是？（电视/广播/报纸/互联网/手机）

4.2 每天使用媒体的时间大约是几个小时？

4.3 是否会主动利用自媒体发布信息？（朋友圈、微博、抖音、知乎、今日头条）

4.4 您了解到的任何与烟草相关的信息是通过什么渠道？（人际传播、户外广告、电视公益广告、报纸、互联网、实体店）关于什么内容？

4.5 有无通过您经常使用的媒体渠道了解到烟草控制（公共场所禁烟、烟草危害、戒烟门诊）的信息？

4.6 是否会搜索/关注/发布有关烟草消费/控制的信息？

4.7（接上）您在从事上述活动时的目的是？

4.8（接上）您在搜索/关注/发布有关烟草消费/控制的信息时主要关注哪些内容？在参与这些媒体实践时，您的情绪是什么样的？

对于烟草议题以及烟草议题的媒体实践，您还有什么想法或经历可以与我分享吗？

非常感谢您和回答，祝您心情愉快。

后 记

一

我的家乡在鄂西北的一座小城，虽然大家都接受抽烟有害健康的观念，但是烟草的交际功能和文化意向却丝毫没有损抑。

我对控烟运动的关注始于得知父亲罹患肺癌。父亲没有抽烟的习惯，但办公室和家里总是常备着烟，用他的话来说，这是"待客之道"。退休后，他被诊断为肺癌早期，至此，家里才再无烟草。而作为二手烟的受害者，我在学习健康传播时，便对控烟运动多了一些研究兴趣。

涉足这个选题后，我成了坚定的"控烟斗士"，而在我自己的婚宴上要不要放"喜烟"成为我与父母一辈争执最甚的焦点。在研究控烟运动的过程中，禁烟与戒烟已经成为我坚守的基本价值观。尤其在室内，一想到氤氲着烟雾的婚礼，我就无法自洽。于是我怀着"一屋不扫何以扫天下"的信念，与父母展开了长达半个月的拉锯战，我倾尽所能，希望能用自己搜集到的科学素材、传播技巧说服他们，让我拥有一个无烟的婚礼回忆。他们表示理解，但不同意，认为没有"喜烟"是礼数不周，而我在他们眼中也成了不懂变通的迂腐学究。

最终，迎宾与宴席上还是大肆发烟，但让我稍感欣慰的是，由于饭店明显可见的禁烟标识，宴会厅内抽烟的宾客并不多。但是，一边贴着禁烟口号，一边摆着烟灰缸的包厢里，烟头则并不少见。

这件事让我思考良多，想起曾经看到的一段话："烟草消费在中国的婚丧嫁娶、迎来送往的日常生活中已经具有相当的民俗基础，因而存在着一定的市场刚性。许多烟民因而存在理性与习惯的自我冲突，而非烟民在熟人社会与日常交往中也很难坚持控烟的一贯立场。"[1] 回味这段话，简直就是对我自己经历的写照。

---

[1] 田飞. 烟法治化重在公众参与 [EB/OL]. (2014-01-23) [2019-10-24]. http://www.aisixiang.com/data/71711.html.

在乡土人情的网络中，控烟观念的推行被圈层的文化所钳制，在健康与习俗的博弈中，习俗的力量远远超过了健康诉求，同理还有小城热情到蛮横的酒文化。但是一旦有行政力量推动，或者公共场所明文的规制，大部分人是愿意遵守的。症结在于控烟问题并没有持续的、统一的、强制性的行政推动。在基层社会生活中，响应号召是一回事，遵守规则是另一回事，而且对于遵守规则，如果习惯的力量过于强大，便可能延伸和变通出另一套生活法来对抗和周旋。

二

2019 年 10 月末的武汉，大霾。归家途中，经过小区的休憩区域，闻到一股刺鼻的烟味，顺着路灯望过去，长凳上坐着两位佝偻着身躯抽烟的男性，看不到他们的面色，但头发有些花白，年龄是中年以上。当时夜色很暗，他们的工装上斑驳的污渍和鞋子边上的泥土在灯光下显得昏黄而沉重。

我走过去的时候，他们静默着，但是袅袅升腾的烟气并没有停止。

他们大概是附近修建停车场的工人，停车场的修建不分昼夜，或许抽完这根烟，他们还要回去继续工作。也可能他们上的是白班，这是下班后难得的放松。这难得的休息机会，我很难想象其他放松方式比深秋路灯下一根烟来得更加自然和便捷。这一包烟可能花不了多少钱，却能在寒冬降临之前，给他们一些温暖，麻痹劳动带来的辛苦，让他们能够打起精神继续工作。

走远了之后，我又回望了一眼，恍惚听到他们的咳嗽声。我不禁在想，他们知道抽烟有害健康吗？他们的家人支持他们抽烟吗？他们辛勤工作换来的收入能够支付烟草消费带来的疾病和后患吗？

当然，这只是我的想象，希望疾病没有侵扰他们，更希望他们不会因为烟草消费而积贫积弱。

但不得不认识到，在现代医学和公共健康的统计和证明下，烟草消费带来的危害是普遍的，且如多米诺骨牌般具有连锁效应。且不说吸烟带来的健康危害和疾病风险，烟草消费带来的经济损失，小到个人、家庭，大至社会、国家，都是沉重的负担。

然而，烟草控制不可能一蹴而就，烟草税收带来的利润、缩减正规销售渠道带来的"黑市"风险、依靠烟草消费链生存的人们都限制着烟草控制推进的速度。这是一个漫长的过程，但在这个过程中，风险的承担者却是生活在其中的普通的消费者自身。这看似是他们的个人选择，甚至可以说如果他们有足够的自制力，那么是可以拒绝烟草的生理诱惑的，但社交环境中的烟草氛围在不断给他们施以压力：

——微薄的价格，唾手可得的便捷消费即可换来片刻的生理安慰和精神麻醉；

——结束生理折磨与孤立感的对抗，回到熟悉的烟草环境中带来的安全感；

——通过分享卷烟巩固和扩大同伴社交关系；

——证明及巩固自己的男性气质。

当结构性的风险下沉到个人身上，他们日复一日地以机械化的劳动对抗贫穷，却又在不经意的日常烟草消费中消费了自己的健康。生活环境中太多开始吸烟的诱惑、拒绝戒烟的理由和复吸的借口。而这些因历史消费习惯和隐形营销带来的健康风险，最终的承受者是贡献利税和健康的消费者自身，尤其前文叙述中那些社会地位和经济地位相对弱势的群体。

改善这种情况需要国家出台相关法律条文，需要政府提供更多医疗服务，但从源头切断开始吸烟的意愿，从社会文化心理入手增强戒烟的决心、减少复吸的吸引力则是大众传媒和社交传媒可以在熏陶渐染中做到的。这都是日常生活中的小事，但是观念的积累需要时间，也需要知识的沉淀，这将是一个复杂的、反复协商的过程。

幸运的是，2020年1月1日，《武汉市控制吸烟条例》正式实施。根据规定，武汉市范围内所有室内公共场所及部分室外场所全面禁止吸烟。吸烟的场所被限制，希望吸烟的人群也能少受烟害之苦。